文成天縱

『十三五』國家重點圖書出版規劃項目

國家圖書館藏中醫稿抄本精粹

GUOJIA TUSHUGUAN CANG ZHONGYI GAO-CHAOBEN JINGCUI

張志斌　鄭金生　主編

15

廣西師範大學出版社
GUANGXI NORMAL UNIVERSITY PRESS
·桂林·

第十五册目録

〔一〕每册一卷，卷前有本卷目録，以病分門，病名下有方數。然其病門之名與正文小有不同，今依正文編製實際目録。

〔一〕『咳嗽門』，正文重出此名。前者三十三方，後者二十二方。本卷目録將此重出門合并，記其載方五十五方。

醫方集類（一）

醫方集類

該書爲醫方書，清俞友竹集於清道光十三年（一八三三）前後，此爲清抄孤本。

形制

索書號一三一五一六。存三册，三卷。書高二十五點七釐米，寬十六點三釐米。版框高十九點二釐米，寬十三點一釐米。每半葉十四行，行三十三字，雙行小字同。白口，四周雙邊，黑魚尾。書口下載『涵春堂』。烏絲欄。楷書工抄。

封面有手書『醫方集類上』，封背有手書題詞，末署『光緒壬午春江左下工九芝記』。此即光緒八年（一八八二）陸懋修（九芝）題詞。無序跋，書首爲本册（每册一卷）分目録，首行題『醫方集類上』。正文卷首題署爲『醫方集類／吴郡俞友竹集』。下有四方陽文朱印：『俞錫熙印』『友竹』『敬明』『北京圖書館藏』。

内容提要

據書前陸懋修所記，該抄本集者爲俞友竹，名錫熙，一作錫禧，字敬明，吴門（今江蘇蘇州）嘉慶（一七九六至一八二〇）、道光（一八二一至一八五〇）間醫家，小有時名。另今存涵春堂抄本《痙書備覽》，書末後記提及作者爲『俞友竹』。書前有文一篇，署爲『吴邑俞錫禧』，文末署曰『癸巳中秋記』。可見《醫方集類》《痙書備覽》爲同一人所抄輯，作者俞友竹，名『俞錫禧』，陸懋修寫作『俞錫熙』。癸巳爲道光十三年（一八三三）。據此，則《醫方集類》大致集成於一八三三年前後。

該書分上中下三卷。各卷按病分門，計分一百一十門。其排列次序大致以六淫外感疫病等置於前，繼之以内科雜病、身面諸疾，末爲外科癰瘍、婦人、小兒諸疾。共計收方二千四百七十首。所收諸方首列方名，其下多數方劑均注以出處簡稱。各方下先簡述主治疾病，後列方組藥名，不載用藥劑量及服藥法。可見此書之方多采自前人醫書（包括漢張仲景以下諸家醫方書），并無作者個人用方經驗。其特點是收方衆多，方便臨證選用。

著録及傳承

該書未見清代書志記載。《中國中醫古籍總目》首次著録《醫方集類》（書序號〇三六一〇）：『（清）俞錫禧輯／清抄本』[一]，成書年定作一九一一。然《醫方集類》并無『俞錫禧』之名，且俞氏主要活動於道光間，其所著《痙書備覽》約成書於道光十三年（一八三三），則該書可附繫於一八三三年。

〔一〕 薛清録主編：《中國中醫古籍總目》，上海：上海辭書出版社，二〇〇七年，第二九二頁。

95834

醫方集類 上

俞友竹名錫熙字馥明吳門家道閒居寓有
時名者也所輯丁方共主一病而於他病之宜忌者
不再見圖矣此理然一病自有主病則一病自有主方
但取為病主方以備檢閱者亦能自擬一機且可見
無涉覽之極博然熟習數方以應百病者之可法
也用之鈎之法行而共用數方便於應人延請者鑒
友竹之深許人耶

光緒壬午春江左下工九星記

醫方集類上

○汗 二十五方

○癃疾 四十七方

百合 七方

已上共八百十七方

醫方集䂓

吳郡俞友竹集

中風門

侯氏黑散　治大風四肢煩重心中惡寒不足者

菊花　白朮　防風　桔梗　黃芩　細辛　乾姜

人参　茯苓　當歸　川芎　牡蠣　礬石　桂枝

風引湯　治熱癱癇風內發者由火热而生風生必害中土土病聚液成痰癱瘓者

大黃　乾姜　龍骨　桂枝　甘草　牡蠣

滑石　石膏　寒水石　赤石脂　白石脂　紫石英

録驗續命湯　風痱身體不能自收持口不能言冒昧不知痛處或拘急不能轉側

麻黃　桂枝　杏仁　人参　當歸

石膏　甘草　川芎　乾姜　并治欬逆上氣面目浮腫

千金續命湯　無人参　有防風黃芩芍藥

續命風引湯　有防已防風獨活附子　治中風癲眩不知人狂言舌腫出

依源續命湯　有白朮茯苓大棗

大續命湯　治中風肥盛多痰多渴肢躰不遂

續命湯加黄芩荊瀝　一云竹瀝

西州續命湯　續命湯加黄芩

八風續命湯　治卒中半身不遂手足拘急

續命湯去麻黄川芎加獨活黄芩

小續命湯　治中風外顕六經形証

桂枝　附子　川芎　麻黄　人参　芍薬　杏仁

防風　黄芩　防已　甘草　生姜　大棗　已上七方出千金　已下易老加減法

麻黄續命湯　中風無汗悪寒本方中倍麻黄杏仁防風

桂枝續命湯　中風有汗悪風本方中倍桂枝芍薬杏仁

白虎續命湯　中風無汗身熱不悪寒本方去附子加石膏知母

葛根續命湯　中風身熱有汗不悪風本方加葛根倍桂枝黄芩

附子續命湯　中風無汗身涼本方加乾姜倍附子

桂附續命湯　中風有汗無熱本方倍桂枝附子甘草

羌活連翹續命湯 中風六证混淆或肢節攣痛或麻木不仁本方加羌活連翹

防風通聖散 治諸風潮搐手足瘈瘲小兒急驚便秘肌肉蠕動卒中内外熱極

防風 大黃 芒硝 荊芥 麻黃 黑梔 連翹

甘草 桔梗 川芎 當歸 石膏 滑石 薄荷

黄芩 白术 芍藥 生姜

愈風丹 治諸風证偏正頭痛

通聖散 地黄 黄連 黄柏 羌活 細辛 甘菊

首烏 薄荷 天麻 獨活

胃風湯 治風证能食手足麻木牙関急搐目肉蠕瞤胃風面腫

升麻 蒼术 黄柏 葛根 白芷 當歸 麻黄

藁本 蔓荊 草蔻 羌活 柴胡 生姜 甘草

排風湯 治風虛冷濕邪氣入蔵狂言妄語精神錯亂及五蔵風發等症

芍藥 當歸 川芎 茯苓 甘草 白鮮皮 杏仁

白术 肉桂 麻黄 獨活 防風 生姜

人參補氣湯　治手指麻木宜亟補其氣以禦外入之風為未雨綢繆之計

人參　炙草　綿芪　升麻　柴胡　五味　白芍　生草

舒筋保安散　癱瘓筋脉拘攣身躰不遂脚腿少力乾湿脚氣及湿滯經絡

木瓜　牛膝　萆薢　五靈脂　僵蚕　烏藥　當歸　防風

天麻　白芍　松節　黄耆　川斷　虎骨　威靈仙

觧風散　治風成寒熱頭目昏眩肢躰疼痛手足麻痺上鬲壅滯

人參　麻黄　川芎　獨活　細辛　甘草

搜風順氣丸　治風燥便秘因致氣閉不行暫時用之

菟絲　郁李仁　檳榔　車前　牛膝　防風

麻仁　大黄　只殼　山藥　獨活

桂枝湯仲　治太陽中風發熱汗出惡風

桂枝　白芍　甘草　生姜　大枣

千金三黄湯金匱　中風手足拘急百節疼痛煩熱心亂惡寒經日不欲食

麻黄　獨活　細辛　黄芩　黄芪

祛風至寶膏　治諸風熱

防風通聖散　黄柏　川連　人參　熟地

天麻　羌活　獨活　細辛　全蝎

不换金丹　追風散熱治中風口喎喻氏云風而挾寒痰氣窒閉者宜之

荆芥　僵蚕　天麻　甘草　薄荷　川芎

烏頭　白附　蝎梢　羌活　防風　藿香

三化湯机要　治中風外有六經之形症内有便溺之阻鬲

厚朴　大黄　只實　羌活

揆生飲調蘇合香丸　治卒中氣閉痰迷

南星　木香　細辛　甘草　菖蒲　半夏　蒼术

烏藥順氣散局方　風氣攻注四肢骨節疼痛遍身頑麻及療癱瘓語言蹇澁半身不遂

烏藥　川芎　白芷　乾姜　陳皮　只殼

麻黄　僵蚕　吉梗　甘草　生姜　大枣

匀氣散　中風中氣半身不遂口眼喎斜

青皮 人参 白朮 天麻 紫蘇 甘草
木瓜 烏薬 沉香 白芷 生姜

稀涎散 治中風卒倒痰涎壅盛脉氣並微禁用
皂角 白礬

加味六君子湯 四肢不挙屬脾土虚衰者用此湯治其本不可加入風薬
六君子 麦冬 竹瀝 口渇去半加玉竹石膏虚甚不熱者加附子

舒筋三脭散 中風手足拘攣口眼歪斜左急右緩血脉受邪者
當歸 延胡 肉桂

参歸三脭散 風中血脉左半肢癈口目左喎
人参 當歸 肉桂

正舌散 風痰堵塞竅隧肝熱生風舌本強語言不正
蝎梢 茯苓

轉舌膏 中風瘈瘲舌蹇不語喻氏云心經蘊熱之方也
涼膈散 菖蒲 遠志

資壽解語湯　中風脾緩舌強不語半身不遂

防風　天麻　附子　棗仁　甘艸

官桂　羌活　羚羊角　竹瀝　姜汁　石頑云虛者加人参

祛風定志湯　治心虛驚悸不能言語

防風　棗仁　人参　當歸　遠志　橘紅

菖蒲　南星　茯苓塊　羌活　甘草　生姜

甄權防風湯千金　治偏風

麻黃　桂心　羌活　白朮　葛根　白芷　川芎　石膏

牛膝　萆薢　附子　生姜　狗脊　苡仁　杏仁　防風

四白丹　清肺氣養魄中風多昏冒緣氣不清利也

人参　白朮　茯苓　甘草　砂仁　白芷　薄荷

川芎　檀香　香附　知母　防風　細辛　羌活

獨活　氷片　射香　牛黃　竹葉　藿香

大秦艽湯机要　中風手足不能運動舌強不能言語風邪散見不拘一經者此方主之

秦艽　羌活　獨活　防風　川芎　白芷　細辛　黄芩

生地　熟地　石膏　歸身　白芍　茯苓　甘草　白朮

當歸地黄湯拄辛　養血驅風

四物　細辛　白芷　藁本　防風

六合湯良方　治風血眩暈

四物　秦艽　羌活

天麻丸　腎臟虛熱生風宜以靜勝其燥是養血也此藥行營衛壯筋骨

天麻　附子　羌活　生地　牛膝

萆薢　黑参　歸身　杜仲　獨活

滌痰湯　中風痰迷心竅舌强口不能言

温胆湯　人参　菖蒲　南星　生姜

青州白丸　手足癱瘓風痰壅盛嘔吐涎沫并治小兒驚風甯云熱痰迷竅者忌之

白附子　川烏　半夏　南星

竹瀝飲子千金　風痱身無痛四肢不收志亂不甚者用此方當先服竹瀝湯

竹瀝　人參　附子　白芍　黄芩　甘草　防已
麻黄　桂心　川芎　羚羊角　石膏　防風　杏仁

竹瀝湯　四肢不收心神恍惚不知人事口不能言
竹瀝　生葛汁　生姜汁

貝母瓜蔞散　中風口眼喎斜手足麻木左右皆作痰治喻云實火生風生熱宜之
貝母　瓜蔞皮　黄柏　黄芩　黄連　橘紅　半夏　荊芥
防風　羌活　甘草　白朮　威靈仙　薄荷　南星　花粉

地黄湯千金　治熱風心煩脾胃熱壅食不下喻云補虛清熱潤燥滌痰通痺壅之方
生地汁　枸杞汁　真酥　姜汁　竹瀝　荊瀝
人參　茯苓　天冬　黑梔　大黄

地黄飲子宣明　內奪而厥則為瘖痱言腎氣厥不至舌下瘖則舌不能言痱則足廢不用喻氏云方中附桂巴戟原為驅逐濁陰而設不可執已見而輕去之
熟地　山萸　川斛　麦冬　五味　菖蒲　遠志
茯苓　從容　附子　肉桂　巴戟　薄荷　姜棗

清心散　風火多頭腦熱之証　凉膈散　黄連

活命金丹　風火上炎胸膈　凉膈散　青黛　藍根

白散子 三四　肝腎中風涎潮壅塞不語嘔吐痰沫頭目眩暈濁陰上逆之証

附子　滑石　半夏　生姜　蜜

二丹丸　中風心虚健忘安神益氣養血清熱息風

丹參　朱砂　人參　遠志　菖蒲

茯神　炙草　熟地　天冬　麦冬

豨薟丸　腎藏生風四肢麻痺骨痛膝弱

豨薟葉　蜜酒拌九蒸晒爲末蜜丸桐子大空心酒下百丸

三建二香湯　中風陰邪暴甚埋沒微陽此方驅逐極盛之陰拯救將絶之陽

川烏　附子　天雄　沉香　木香

星附散　中風能言口不歪手足軃曳者乃虚風寒痰阻遏脾中之陽氣也

南星　半夏　川烏　僵蚕　人參　茯苓　黑附子　白附

八味順氣散 嚴用和　中風多夾中氣因七情勞役真氣先虚榮衛空踈邪氣乘虚而入

四君子　烏葯　白芷　青皮　陳皮

牛黃清心圓方局　中風痰涎壅盛昏憒不省語言蹇澁及一切痰氣閉塞

牛黃　羚羊角　茯苓　白朮　桂心　當歸

甘草　射香　雄黃　氷片　人參　犀角

蘇合香丸方局

傳屍殗殜心腹卒痛僵仆不省一切氣閉屬寒者李士材云牛黃圓

与蘇合香丸功用迥異热阻関竅用牛黃丸寒阻関竅用蘇合香丸

蘇合香　安息香　薰陸香　氷片　丁香　射香

青木香　白朮　沉香　香附　犀角

獨活湯針　風懿奄忽不知人咽中閉塞不能言四肢不收手足嚲曳

桂心　白芍　獨活　甘草　生姜　花粉　乾葛

附子散針　中風手臂不仁口面喎僻

桂心　乾姜　人參　防風　川芎

羚羊角　細辛　麻黃　附子　竹瀝

秦艽升麻湯　治中風口目喎斜

升麻葛根湯　秦艽　人参　桂枝　白芷　防风　葱白

星香湯　中风痰涎潮塞不省人事体肥痰盛而不渴者宜之

南星　木香　生姜

省风湯局方　卒中口噤不能言口眼喎斜筋脉抽掣风痰壅盛

生姜　半夏　南星　防风　甘草　黄芩

大省风湯局方　卒中痰逆嘔泄脉沉厥冷

防风　獨活　全蝎　附子　甘草　胆星　生姜

三生飲局方　中风卒倒口眼喎斜半身不遂寒闭不省人事痰氣上壅

川乌　附子　南星　木香　人参

牽正散　内生之风与痰热之痰口目喎斜者

白附子　全蝎　僵蚕

祛风導痰湯　類中风筋脉顫掉

導痰湯　羌活　防风　白术　生姜　竹瀝

千缗湯　风痰喘急脉症俱寔者

半夏　甘草　生姜　皂角

續命煮散　治風虛昏憒自汗手足瘈瘲者

熟地　白芍　歸身　川芎　人參　甘草　遠志　桂心

葛根　細辛　荊芥　防風　獨活　半夏　生姜

獨活湯 溪丹　肝經有風故瘈瘲肝移熱於心則昏憒

羌活　獨活　防風　川芎　當歸　細辛　桂心　人參

半夏　菖蒲　茯神　遠志　白薇　甘草　姜棗

愈風湯 机要　世称是愈風之聖藥　羌活　只壳　獨活　防風　甘草

黃芪　川芎　蔓荊子　細辛　甘菊花　蒼朮　麻黃　枸杞

地骨皮　白芷　人參　薄荷　秦艽　柴胡　知母　杜仲

當歸　石羔　半夏　前胡　官桂　白芍　厚朴　防已

白茯苓　黃芩　生地　熟地

仁壽丸 三因　肝腎氣虛風冷所中筋脉瞤動口眼歪斜補肝腎行營衛養氣血

附子　桂心　茯苓　五味　枸杞　杜仲　續斷

山萸　熟地　巴戟　菟絲　防風、　牛膝

芎桂散 三因　中風四肢疼痛及二足俱軟行步不便

川芎　桂心　川烏　乾姜　炙艸

拒風丹 本事　治一切風尋常傷風頭痛鼻塞項强筋急皆可服

川芎　防風　天麻　甘草　細辛　畢撥

防風湯 本事　中風內虛脚弱語蹇

石斛　地黃　杜仲　丹參　防風

川芎　桂心　麦冬　獨活　大棗

防風天麻散 河間　風麻痺走注諸節疼痛中風偏枯暴瘖不語內外風熱壅滞昏眩

防風　天麻　川芎　當歸　羌活　草烏

白芷　白附子　荊芥　滑石　甘草

四寶丹　治男子諸風

狗脊　蘇木　川萆薢　川烏

馬膏生桑桂酒 靈樞

馬膏　生桑灰　桂枝　酒　以熨急類

回天再造丸　治中風不語半身不遂口眼喎斜滿身麻木左癱右痪等证

人參四兩　於朮六兩　茯苓六兩二錢　甘草五兩二錢　熟地八兩　赤芍二兩八錢　川芎七兩二錢酒炒

當歸二兩酒炒　黃芪五兩二錢蜜炙　肉桂四兩忌火　木香四兩忌火　丁香四兩八忌火　松香六兩製　安息香二兩

藿香五兩二忌火　沉香四兩八忌火　射香一兩　乳香四兩八去油　没藥二兩五去油　香附二兩六炒　白芷五兩

氷片七錢　犀黃五錢　天竺黃二兩四　血竭一兩八　犀角四兩八　朱砂四兩八水飛　黃連四兩八酒炒

大黃五兩三　麻黃七兩蜜炙　羌活七兩三　防風五兩二　乾葛七兩二　天麻七兩三酒炒　骨碎補二兩去毛

細辛二兩六去泥　全蝎十六兩去尾酒洗　僵蚕二兩酒炒　地龍六兩去泥　山甲六兩炮　虎骨三兩酥炙　龜板二兩炙

蘄蛇四条酒洗去皮骨　烏蛇六条酒洗去皮骨　首烏一斤　附子二兩六製　威靈仙四兩八酒洗　兩頭尖二兩　草蔻七兩二

白蔻二兩四忌火　青皮二兩醋炒　烏約二兩八　元參五兩二

右五十三味為末白蜜糊丸每粒重三錢金箔為衣風乾白蠟封固每服一丸重者二丸極重之症不過三服病在左用四物湯送下病在右用四君子湯送下其餘或酒或開水俱可隨症服之小兒只宜半丸

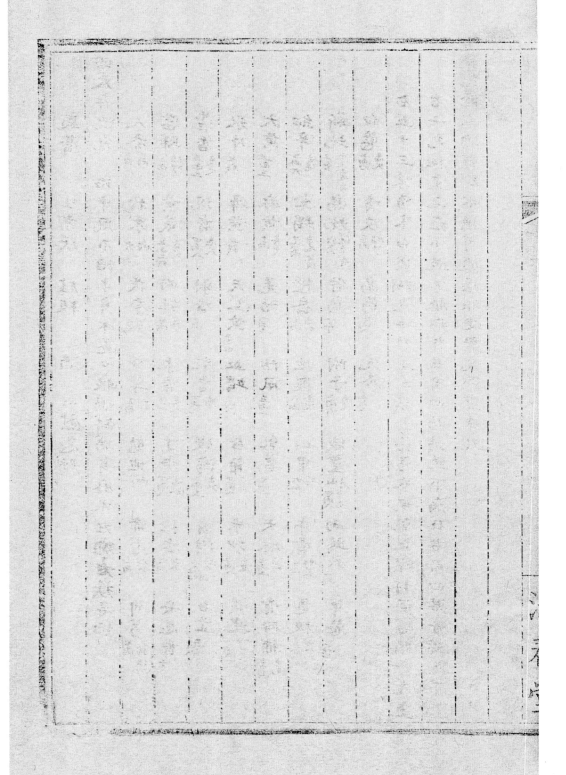

傷風感冒

香蘇散 局方 治感冒四時不正之氣

香附 紫蘇 橘紅 甘草

芎蘇散 治三時感冒偏於血分者

川芎 紫蘇 半夏 茯苓 陳皮 葛根

柴胡 只殼 吉梗 甘草 姜棗

參蘇飲 元戎 治外感而兼内傷嘔逆咳嗽偏於氣分者

人參 紫蘇 陳皮 只殼 前胡 半夏

葛根 木香 甘草 吉梗 茯苓 姜棗

十神湯 局方 時行感冒頭痛發熱無汗惡寒咳嗽鼻塞

葛根 升麻 陳皮 甘草 川芎 紫蘇

白芷 麻黄 赤芍 香附 葱白 生姜

神术散 中藏 治傷風頭痛身重

蒼术 川芎 藁本 炙草 生姜

神白散 衛生家寶 治一切風寒感冒
白芷 甘草 生姜 葱白 淡豉 煎要至誠服乃有效
葱豉湯 肘后 一切感冒初覺頭痛身熱便可服之
葱白 淡豉
百解散 治感風無汗者
桂枝 麻黄 升麻 葛根 芍藥 黄芩 甘草
惺惺散 錢氏 治小兒傷風身熱咳嗽 一方用川芎無花粉 一方用羌活無花粉
人参 白术 茯苓 甘草 吉梗 細辛 花粉 薄荷
人参敗毒散 活人 傷風時氣頭目昏眩憎寒壯熱項強目疼四肢痛
人参 炙草 茯苓 只殻 吉梗 柴胡
前胡 羌活 獨活 川芎 薄荷 生姜
金沸草散 局方 傷風中脘有痰壯熱頭痛項強欬嗽
金沸草 荊芥 麻黄 赤芍 半夏 前胡 甘草
升麻黄芩湯 活人 小兒傷風有汗頭痛發熱悪寒

升麻　黄芩　白芍　甘草　葛根

都梁丸一百　治風吹項背頭目昏眩腦痛及婦人胎前產後傷風頭痛

白芷

旋覆花湯良方　治風痰嘔逆飲食不下頭目昏悶

旋覆花　枇杷葉　川芎　細辛　赤苓　前胡

破傷風門

羌活防風湯　治破傷風邪初傳在表

羌活　防風　川芎　藁本　當歸　赤芍　地榆　細辛　甘草

白朮防風湯　治破傷風自汗者

白朮　防風　黃耆

芎黃湯　破傷風便秘小便赤者

川芎　黃芩　甘草　葱白　淡豆豉

大芎黃湯　破傷風二便秘自汗不止知無寒也用此下之

川芎　黃芩　羌活　大黃

防風湯　破傷風表証未解者

防風　羌活　獨活　川芎

左龍丸　破傷風表解不已覺轉入裡或見牙關緊急

左盤龍　僵蚕　鰾膠　雄黃

蜈蚣散　破傷風有裡証不可服

蜈蚣　左盤龍　鰾膠

羌活湯　破傷風搐痓不已者

羌活　獨活　防風　地榆　有熱加黃芩　有涎加半夏

地榆防風湯　破傷風半表半裡頭微汗身無汗不可發汗宜表裡治之

地榆　防風　地丁香　馬齒莧

白朮湯　破傷風汗不止筋攣搐搦

白朮　葛根　升麻　黃芩　芍藥　甘草

江鰾丸　破傷風驚而發搐藏府秘塞熱在裡者

江鰾　左盤龍　雄黃　僵蚕　蜈蚣　天麻

玉真丹　破傷風牙関緊急角弓反張甚則咬牙縮舌

南星　防風　白芷　天麻　羌活　白附子　童便　酒

復心散　治瘡毒攻心口乾煩燥嘔吐

菉豆粉　乳香　甘草　硃砂

獨醒散　治破傷久未愈手背强直牙関緊急立效

蟬蛻　酒並服之

急風散　破傷項強背直口噤手足搐搦眼目上竄

丹砂　草烏　川烏　射香　酒調服五分

當歸地黃湯　養血去風

四物湯　秦艽　天麻　鈎藤　防風

和榮湯　治破傷血去過多瘡口未合風邪乘虛深入血分宜比治血痺之例

白朮　川芎　半夏　南星　茯苓　白芍　棗仁　黃芩

紅花　天麻　生地　熟地　羌活　防風　橘紅　當歸

甘草　肉桂　牛膝　黃柏　竹瀝　姜汁

癘風門

樺皮散 肺藏風毒遍身瘡痒搔之成瘡又治面風刺

樺皮 荊芥 只殼 亞麻 杏仁 甘草

再造散 治大風惡疾營血受病先起於足者

鬱金 白丑 大黃 角刺

醉仙散 治癘風遍身麻木衛先受病先起於面者

牛蒡 杞子 苦參 白蒺藜 防風 蔓荊 花粉 亞麻

必勝散 治癘風營衛俱病上下齊發

角刺 梹榔 大黃 白丑 甘草 輕粉

九龍丸 治癘風焮腫痒痛

苦參 荊芥 防風 川芎 全蝎 大楓仁 蟬衣 當歸 羌活

漆黃丸 治癘風赤腫硬痛不痒

蟾酥 乾漆 射香 角刺 雄黃

蜈蚣散 治癘風赤腫

蜈蚣　雄黄　苡仁　牛膝　梹榔　山甲

豨莶丸　治癘風脚弱

豨莶　川烏　當歸　赤芍　地黄　羌活　防風

白花蛇丸　治大風悪疾欬赤腐爛

白花蛇　細辛　防風　白蒺　全蝎　牛膝　胡麻　苦参

麦冬　連翹　蒡子　枸杞　蝉衣　首烏　荊芥　黄連

蔓荊子　漏蘆　烏梢蛇

鵞翎散　治癘風悪疾赤腫腐爛

鵞毛　軋漆　苦参　角針　木鱉子

萬靈丹　治癘風麻木不仁并治癱瘓

全蝎　石斛　當歸　防風　川芎　甘草　荊芥　麻黄

細辛　首烏　蒼术　雄黄　硃砂　川烏　天麻　羌活

東坡四神丹

當歸　元参　生地　羌活

易老祛風丸

黄芪　只壳　防風　杞子　白芍　生熟地黄　骨皮　甘草

四腥散河间　治肾藏風一切癬

白附子　白蒺藜　黄耆　羌活　为末塩湯服二錢

癘風

中寒門

白通加猪胆湯 仲景　中寒下利不止厥逆無脉乾嘔煩者服湯脉暴出者死微續者生

附子　乾姜　葱白　猪胆汁　人尿

白通湯 仲景　少陰下利脉微者

葱白　乾姜　附子

通脉四逆湯 仲景　少陰下利脉微欲絶身反不悪寒面色赤或腹痛乾嘔

附子　甘草　重用乾姜

四逆湯 仲景　少陰病四肢厥冷脉遅者

附子　乾姜　甘草

當歸四逆湯 仲景　厥陰受寒手足厥冷脉微欲絶

當歸　桂枝　白芍　細辛　甘草　通草

當歸四逆加呉茱萸生姜湯 仲景　手足厥冷脉微欲絶其人内有久寒者

當歸四逆湯　呉茱萸　生姜　紅棗

四逆加人參湯 仲景　悪寒脉微而利利止亡血也

人參　乾姜　附子　甘草

真武湯仲景　汗出不解仍發熱心下悸頭眩身瞤動振振欲擗地者并治少陰下利有水氣若脉微弱汗出惡風服大青龍而厥逆筋惕肉瞤者此湯救之

附子　白芍　茯苓　白朮　生姜

附姜歸桂湯喻西昌　中寒用姜附後以此繼之附姜回陽散寒傷營血故以歸桂和之

附子　乾姜　當歸　肉桂

附姜歸桂參甘湯喻西昌　治陽氣將回陰寒少殺畧有端緒者此方主之

附子　乾姜　當歸　肉桂　人參　甘草

辛溫平補湯喻西昌　中寒陽氣已回手足不溫吐利已除用此平調藏府營衛

附子　乾姜　當歸　肉桂　人參　甘草

黃芪　白朮　白芍　五味子　白蜜　姜棗

甘寒補氣湯喻西昌　中寒諸恙已平經絡間微有熱痰窒塞用此甘平助氣緩緩調之

人參　麦冬　黃耆　白芍　甘草

生地　丹皮　淡竹葉　梨汁或用竹瀝

破棺散中藏 治厥陰面目俱青心下硬四肢冷脉微欲絶

硫黄 硃砂 酒為丸桐子大酒化一丸

玉壺丸扁鵲 治命門火衰陽氣暴絶寒水膨脹

硫黄九製法具古方選註

金匱赤丸 寒氣厥逆下焦陰寒之氣厥而上逆也

烏頭 細辛 半夏 茯苓

霹靂散活人 治陰盛格陽煩躁不飲水

附子 蠟茶

火焰散活人 治中寒陰躁悪候

硫黄 附子 、蠟茶

扶陽助胃湯羅謙甫 治客寒逆上胃痛之症

白术 陳皮 桂心 白芍 呉萸

草蔻 乾姜 附子 甘草 益智

附子温中丸寶鑑 中寒腹痛自利完穀不化少納懶言困倦嗜臥

附子理中湯 白芍 茯苓 厚朴 草蔻 陳皮

桂附丸 寶鑑 暴中風寒入乘心絡令人卒然心痛或引背膂
肉桂 附子 川烏 乾姜 川椒 赤石脂

益元湯 活人 陰盛格陽面赤身熱不煩而躁
艾葉 附子 乾姜 麦冬 五味 知母
黃連 人參 甘草 葱白 童便 姜枣

回陽急救湯 陶節庵 三陰寒厥陽氣欲絶
六君子 附子 桂心 乾姜 五味子 射香 猪胆汁

溫中湯 脾胃虛寒
丁香 沉香 陳皮 甘草 木香 益智
茴香 羌活 生姜 炮姜 附子

回陽返本湯 陽虛躁渴面赤戴陽脉來無力欲絶
回逆湯 人參 麦冬 五味子 臘茶 陳皮 地漿水煎入蜜

白朮散 活人 傷寒陰盛心悶煩躁四肢逆冷

白术　細辛　附子　乾姜　川烏　吉梗

附子散 活人 陰盛傷寒唇青面黒身背強四肢冷

附子　當歸　乾姜　桂枝　半夏　白术

正陽散 活人 陰盛傷寒面青張口出氣心下鞕身不熱額汗煩渇舌黒肢冷

甘草　附子　乾姜　射香　皂莢

肉桂散 活人 傷寒過服冷藥心腹脹満四肢逆冷昏沉不識人変為陰毒

附子　肉桂　人参　白术　當歸　白芍

良姜　厚朴　木香　橘皮　呉萸　前胡

回陽丹 活人 陰盛傷寒面青手足冷心腹脹脉沉細

硫黄　木香　華澄茄　附子　乾姜　乾蝎　呉萸

返陰丹 活人 陰盛傷寒心神煩躁頭痛四肢逆冷

硫黄　附子　乾姜　元精石　肉桂　硝石

退陰散 百問方 陰盛傷寒手足逆冷脉沉細頭痛腰痛

川烏　乾姜　食塩

增損四順湯 活人 治中寒少陰下利手足冷無熱候者

附子　人參　甘草　乾姜　黃連　龍骨

三白人參四逆湯　治陰盛格陽腹痛發斑點小

人參　附子　乾姜　白朮　白芍　茯苓　甘草　大棗

黑錫丹 局方 治陽氣不固陰氣衝逆及陰証陰毒四肢厥冷不省人事

黑錫　硫黃　附子　肉桂　盧巴　肉蔻　川楝子

破紙　陽起石　沉香　木香　茴香

三和丹　治一切陰寒諸藥不效者

養正丹 十丸　來復丹 卅丸　黑錫丹 卅丸

羊肉湯　救逆湯之複方也

羊肉　附子　桂枝　當歸　白芍　龍骨　牡蠣　生姜

傷寒門

麻黄湯仲景 太陽傷寒頭痛發熱身疼腰痛骨節煩疼悪風無寒而喘者
麻黄 桂枝 杏仁 甘草

大青龍湯仲景 太陽中風脉浮緊發熱悪寒身疼痛不汗出而煩躁者
麻黄 桂枝 杏仁 甘草 石羔 生姜 大棗

小青龍湯仲 表不解心下有水氣乾嘔發熱而欬渴利噎小便不利少腹滿喘者
麻黄 桂枝 白芍 甘草 細辛 五味子 乾姜 半夏

桂枝麻黄各半湯仲 面色反有熱色者未欲解以其不能得小汗出身必痒
麻黄 桂枝 白芍 甘草 杏仁 生姜 大棗

桂枝二越婢一湯仲 太陽發熱悪寒熱多寒少脉微弱者此無陽也不可更汗
桂枝 白芍 甘草 生姜 大棗 麻黄 石羔

桂枝二麻黄一湯仲 服桂枝湯大汗出脉洪大者与桂枝湯如前法若形如瘧日再發者汗出必解
桂枝 白芍 甘草 生姜 大棗 麻黄 杏仁

葛根加半夏湯仲 太陽陽明合病不下利但嘔者

葛根 麻黄 桂枝 白芍 甘草 半夏 生姜 枣

瓜蒂散仲 不頭痛項強寸脉微浮胸中痞鞕氣上衝咽不得息此為胸中有寒也

瓜蒂 赤小豆 香豉

大承氣湯仲 陽明發熱汗多者發汗不解腹滿痛者少陰六七日腹脹不大便者

大黄 芒硝 枳實 厚朴

調胃承氣湯仲 發汗不解蒸蒸發熱或吐下後腹脹滿者或不吐不下心煩者

大黄 芒硝 甘草

麻杏石甘湯仲 汗下後汗出而喘身無大熱者

麻黄 杏仁 石羔 甘草

麻黄附子細辛湯仲 少陰病始得之反發熱脉沉者

麻黄 附子 細辛

麻黄附子甘草湯仲 少陰病二三日無裡症微發汗

麻黄 附子 甘草

文蛤散仲 病在陽應以汗解之反以冷水潠之其熱被刦不去彌更益煩肉上粟起意欲得水而不能飲

文蛤 杵散水煎服

小陷胸湯仲 小結胸正在心下按之則痛脉浮滑者

黃連 半夏 括蔞實

大陷胸湯仲 結胸實熱脉沉緊心下痛按之石鞕從心下至少腹痛不可近

大黃 芒硝 甘遂

大陷胸丸仲 結胸症項亦强如柔痓狀下之則和

大黃 芒硝 葶藶 杏仁

大柴胡湯仲 發熱汗出不解心下痞鞕嘔吐而下利或嘔不止心下急鬱鬱微煩

柴胡 黃芩 半夏 白芍 只實 大黃 姜棗

柴胡加芒硝湯仲 傷寒十三日胸脇滿而嘔日晡所發潮熱潮熱者實也

柴胡 黃芩 半夏 人參 甘草 芒硝 姜棗

抵當湯仲 陽明病其人喜忘者必有畜血屎雖硬大便反易其色必黑

抵當丸 仲 傷寒有熱少腹滿應小便不利今反利者為有血也當下之

水蛭 虻虫 桃仁 大黄

十棗湯 仲 漐漐汗出發作有時頭痛心下痞鞕而滿引脇下痛乾嘔短氣汗出不悪寒此表解裡未和也

芫花 大戟 甘遂 大棗

三物白散 仲 寒熱結胸

吉梗 川貝 巴豆

牡蠣澤瀉散 仲 病後從腰以下有水氣

牡蠣 澤瀉 蔞根 海藻 商陸 葶藶 蜀漆

蜜煎導法 仲 陽明自汗出或發汗小便自利此津液内竭雖鞕不可攻之

白蜜熬如飴捻作挺子納入穀道中

猪胆汁導 仲 熱結於下腸滿胃虚

猪胆汁和醋少許灌入穀道中

柴胡加大黄芒硝桑螵湯 少陽之邪熱及於陽明而後可議下之之方也

小柴胡湯　大黄　芒硝　桑螵蛸

只實梔子豉湯 仲　病瘥後勞復者

只實　山梔　豆豉

燒褌散 仲　陰陽易之為病身體重少氣少腹裡急陰中拘攣熱上衝胸頭重不欲擧

眼中生花脛膝拘急者

褌襠燒灰水和服方寸匕

升麻葛根湯 錢乙　傷寒溫疫風熱壯熱頭痛肢體痛

升麻　葛根　芍藥　甘草

葶藶苦酒湯 活人　傷寒七八日內熱不解

葶藶　苦酒　生艾汁

五積散 活人　治陰經傷冷脾胃不和及寒邪

麻黄　蒼朮　白芷　芍藥　當歸　川芎　只殼　吉梗

桂心　乾姜　甘草　茯苓　厚朴　陳皮　半夏　生姜 葱白

大羌活湯 潔古　散熱培陰能治傷寒兩感

九味羌活湯　防已　獨活　知母　黄連　白术

猳鼠糞湯治人　傷寒病後陰陽易亦理諸般勞復

兩頭尖　韭菜白

知母麻黄湯治人　傷寒差後神情不爽語言錯謬或潮熱頰赤此餘邪在包絡也

知母　麻黄　甘草　芍药　黄芩　桂枝

鱉甲湯治人　傷寒八九日不差名曰壞傷寒諸药不能治者

鱉甲　升麻　前胡　烏梅　犀角　生地　黄芩　只定甘草

桂枝石羔湯治人　治傷寒脉数邪氣猶在經絡未入臟府者

桂枝　石羔　黄芩　甘草　梔子　白葯子　升麻　葛根

梔子升麻湯治人　治晚發傷寒三月至夏為晚發

梔子　升麻　生地　柴胡　石羔

鮮肌湯治人　傷寒溫病天行頭痛壯热

葛根　黄芩　芍药　甘草　桂枝　麻黄

猪胆雞子湯治人　治傷寒五六日斑出者

猪胆汁　雞子　苦酒

知母桂心湯活人　傷寒不差朝夕有熱如瘧状

知母　桂心　黄芩　芍药　甘草　麻黄　生姜

雄鼠糞湯活人　治勞復

雄鼠糞　梔子　只壳　葱白　香豉

七味葱白湯活人　治傷寒勞復

葱白　香豉　乾葛　生姜　生地　麦冬　勞水即水揚千遍

比金散河間　傷寒冒風頭目痛四肢拘倦鼻塞

荊芥　麻黄　細辛　菊花　首烏　草烏

防風　石羔　白芷　薄荷　川芎　蝎梢

柴胡飲子河間　傷寒汗下後熱不解及往來寒熱肌骨蒸熱

柴胡　人参　黄芩　甘草　大黄　當歸　白芍　生姜

九味羌活潔古　通解利傷寒不問何經所受皆能混然解之

羌活　防風　細辛　蒼术　白芷　川芎

黄芩　生地　甘草　生姜　葱白

再造散節庵　治熱頭痛悪寒無汗服汗剤汗不出者为陽虚不能作汗名無陽症

人参　黄耆　甘草　桂枝　附子　川芎

白芍　細辛　羌活　防風　煨姜　大枣

麻黄人参芍药湯東垣　内蘊虚熱外感大寒而吐血仿仲景麻黄湯加補剤治之

麻黄　人参　白芍　桂枝　五味　麦冬　當歸　黄芪 甘草

逍遥湯　治陰陽易

人参　柴胡　生姜　大枣　甘草　黄連　生地

犀角　竹茹　知母　韭根　滑石　褌襠燒灰

暑病

白虎加人參湯（金匱）太陽中暍汗出惡寒身熱而渴

石羔　知母　粳米　甘草　人參

一物瓜蒂湯（金匱）太陽中暍身熱疼重而脉微弱以夏月傷冷水水行皮中所致

瓜蒂

清中湯（中藏）中暑氣而渴

陳皮　甘草　乾姜

三物香薷飲（局方）治傷暑腹中不和煩渴引飲

香薷　扁豆　厚朴

黃連香薷飲（活人）治傷暑大熱煩渴

黃連　香薷　扁豆　厚朴

五物香薷飲

香薷　扁豆　厚朴　茯苓　甘草

六物香薷飲　利濕祛暑

暑

香薷　扁豆　厚朴　茯苓　甘草　木瓜

十味香薷飲　內傷脾倦又受暑邪身熱神昏頭重吐利

香薷　扁豆　厚朴　茯苓　甘草

木瓜　人參　黃芪　陳皮　白朮　欲作汗者熱服 欲利小便冷服

藿薷湯　治伏暑吐瀉

三物香薷　藿香正氣

香葛湯　治暑月傷風

三物香薷　葛根

二香散　治外感內傷身熱腹脹

五物香薷　香附　紫蘇　蒼朮　陳皮

清暑益氣湯 東垣　氣虛身熱得之傷暑脾倦氣短口渴頭痛溺赤自汗不思飲食

人參　甘草　黃芪　當歸　麥冬　五味　青皮　陳皮

神曲　黃柏　葛根　蒼朮　白朮　升麻　澤瀉

縮脾飲　消暑氣除煩渴止吐利霍亂

砂仁　草果　烏梅　甘草　葛根　扁豆

生脉散　治熱傷元氣汗多氣短神疲口渴脉欲絶者須保肺清心

麦冬　五味子　人参

六一散　一名天水散傷暑表裡俱熱煩渴瀉利能解肌行水清燥治淋

滑石　甘草

益元散　取其清心

滑石　甘草　辰砂

碧玉散　取其凉肝

滑石　甘草　青黛

雞蘇散　取其散肺

滑石　甘草　薄荷

黄耆人参湯東垣　中暑必顕躁煩熱悶

黄芪　人参　麦冬　五味　白朮　蒼朮

甘草　神曲　黄柏　當歸　陳皮　升麻

桂苓甘露飲 河間 中暑濕熱內甚頭痛口乾二便秘塞及吐利腹滿痛悶

肉桂 白朮 茯苓 澤瀉 豬苓 寒水石 石羔 滑石

桂苓甘露飲 子和 伏暑發渴脉盛水逆滯

肉桂 白朮 茯苓 澤瀉 寒水石 石羔

滑石 人參 甘草 藿香 木香 葛根

消暑十全散 治傷暑兼感風邪發熱頭痛

香薷 扁豆 厚朴 陳皮 木瓜

甘草 白朮 茯苓 蘇葉 藿香

桂苓丸 冒暑煩渴飲水過多心腹脹滿小水不利

肉桂 茯苓

通苓散 傷暑潮熱煩渴小便不利

車前穗 麦冬 燈心 淡竹葉

却暑散 祛暑

寒食麪 赤茯苓 甘草 生姜

消暑丸局方　治伏暑引飲脾胃不和取其消暑在消其濕也傷暑發熱頭疼服之亦效

醋煮半夏　茯苓　甘草

瀉火散良方　一名地榆散治暑熱深入血分昏迷不醒人事并治煩躁口渴惡心血痢

川連　赤芍　地榆　青皮

香薷丸　傷暑煩渴瞀悶頭眩嘔惡口苦體倦或霍亂吐利轉筋

香薷　蘇葉　甘草　丁香　檀香

酒蒸黃連丸　伏暑發熱嘔吐并治腸熱解酒毒厚腸胃

黃連　陳酒　蒸乾為末水丸桐子大空心下三五十丸

水葫蘆丸　治冒暑毒解煩渴

甘草　麦冬　葛根　烏梅　白梅　人參　百藥煎

大黃龍丸一百一　中暑身熱頭疼狀如脾寒或煩渴嘔吐喻氏云中暍昏死灌之立甦

硝石　硫黃　白礬　滑石　雄黃　白麪　糊丸桐子大每服三十丸

玉露散錢乙　中暑吐瀉口渴

寒水石　石羔　甘草

加味香薷飲　暑邪入裡外無表证者宜之

六物香薷飲　白朮　白芍　陳皮　黄芩　黄連　猪苓　澤瀉

湿病門

麻黄加朮湯 金匱　湿家身煩疼可与麻黄加朮湯發其汗為宜慎不可以火攻之

麻黄　桂枝　杏仁　甘草　白朮

麻杏苡甘湯 金匱　病者一身盡疼發熱日晡所劇此名風濕傷於汗出當風

麻黄　杏仁　苡仁　甘草

防已黄芪湯 金匱　風湿脉浮身重汗出悪風者

防已　黄芪　白朮　甘草

桂枝附子湯 金匱　風湿相搏身躰疼煩不能轉側不嘔不渴脉虚浮而濇者

桂枝　附子　甘草　生姜　大枣

桂枝去桂加白朮湯 金匱　風濕相搏身躰痛若大便堅小便自利　一名白朮附子湯

白朮　附子　甘草　生姜　大枣

甘草附子湯 金匱　風湿骨節煩疼掣痛不能屈伸小便不利悪風不欲去衣或身微腫

甘草　附子　白朮　桂枝

羌活勝湿湯 東垣　風湿上衝頭痛項似拔腰似折足太陽經氣不行也

羌活　獨活　川芎　甘草　蔓荊　藁本　防風

除風濕羌活湯（東垣）　治風濕相搏一身盡痛日晡發熱治外淫之濕周身關捉閃腠

羌活　柴胡　防風　生姜　藁本　蒼术　升麻

清熱滲濕湯　治夏月濕熱小便赤或渴或瀉或痿困

竹葉　甘草　黃連　澤瀉　白术　茯苓　蒼术　黃柏

二术四苓湯　治諸濕腫滿一身盡痛發熱煩悶二便不利

白术　蒼术　豬苓　茯苓　梔子　澤瀉

茯苓　羌活　芍藥　甘草　生姜　燈心

續隨子丸　治肺經有濕通身虛腫滿悶不快或欬或喘

茯苓　葶藶　防已　人參　寒食麵

續隨子　海金砂　檳榔　木香　棗肉和丸桐子大桑皮湯下三十丸

除濕湯　治寒濕身重足軟大便溏小便濇不食痞喻氏云不醒其脾濕無由去

平胃散　白术　藿香　半夏　茯苓　姜棗

白术酒　治中濕骨節疼痛

白术　酒煎飲之

濕痺湯丹溪　治濕氣熏蒸身重倦臥疼痛天陰則發

蒼术　白术　香附　陳皮　羌活　獨活

半夏　川芎　生姜　厚朴　甘草　茯苓

平胃散局方　湿土太過經謂敦阜此方除湿散滿並驅瘴嵐

蒼术　厚朴　陳皮　甘草

四苓散　湿勝則氣不得化故渇利其湿則渇自止故曰治湿不利小便非其治也

白术　澤瀉　茯苓　猪苓

白术 [illegible]

四君子湯 [illegible]

[illegible]

平胃散 [illegible]

生薑 [illegible] 川芎 [illegible] 甘草 [illegible]

蒼朮 白术 [illegible] 當歸 [illegible]

[illegible]

白术 [illegible]

燥門

滋燥養營湯　治血燥皮膚皴揭筋燥爪枯

生地　熟地　黃芩　甘草　當歸　芍藥　秦艽　防風

生津飲丹溪　治血潤燥生津利秘通幽澤枯

天冬　麦冬　熟地　蔞仁　桃仁　紅花　歸身　白芍

五味子湯鈐千　傷燥欬唾有血皮膚乾燥或牽引胸脇痛

五味子　紫菀茸　川斷　甘草　吉梗

竹茹　生地　桑皮　赤小豆　秘旨加白蚕　河間紫菀散去生地治肺熱

生地黃煎鈐千　燥熱煩渴日晡轉劇喘欬面赤能食便秘

生地汁　鮮骨皮　玉竹　茯神　蔞根　白蜜

石膏　知母　姜汁　麦冬汁　竹瀝　或加人参

大補地黃丸　精血枯涸燥熱

熟地　當歸　白芍　杞子　黃柏　山藥

從蓉　生地　元参　山萸　知母

〇

滋腎清肝飲 峯 嵩古 水虧火旺之症

熟地　山葯　丹皮　澤瀉　茯苓

歸身　白芍　柴胡　五味子

二冬膏　治肺燥熱欬嗽痰壅

天冬　麦冬

固本丸　老人津血俱枯燥欬大便不潤

人參　生地　熟地　天冬　麦冬

三才丸　治氣血俱虚精神不固亢陽失合者宜之

天冬　地黄　人參

火症門

三黃湯 東垣 積熱上中二焦變諸火症

黃連　黃芩　黃柏　山梔　元參　知母　石羔　甘草　燈心

伊尹三黃湯 一名火齊湯 治三焦實熱煩躁便秘

黃連　黃芩　大黃　為丸名三黃丸治實熱不解

黃連解毒湯 熱邪內外俱盛吐血衄血發斑發黃

黃連　黃芩　黃柏　山梔　為丸名梔子金花丸治積熱不解

金花湯 治熱毒內蘊

黃連　黃芩　黃柏　為丸名三補丸治陰火亢極

三黃石羔湯 時行熱病內外俱熱

黃芩　黃柏　黃連　山梔　麻黃　石羔　淡豉

紫雪丹 局方 內外熱熾狂越躁口舌生瘡一切實火閉結

赤金　石羔　寒水石　磁石　滑石　犀角　羚羊角　木香

沉香　元參　升麻　甘草　丁香　芒硝　焰硝　硃砂　射香

火

碧雪丹局方　一切積熱咽痛口瘡及天行時熱發狂昏憒

芒硝　朴硝　馬牙硝　硝石　石羔　寒水石　青黛　甘草

柴胡清肝散　治肝經怒火憎寒發熱及肝胆風熱瘡瘍

川芎　黑梔　吉梗　連翹　人參　黃芩　柴胡　甘草

升陽散火湯東垣　過食冷物抑遏陽氣於脾故發熱惡寒此火鬱發之之義

葛根　升麻　柴胡　羌活　獨活

防風　人參　白芍　生草　炙草

瀉青丸錢乙　肝火實盛生風搐搦脉洪實

龍胆　黑梔　大黃　羌活　防風　川芎　當歸

龍胆瀉肝湯局方　肝火內甚及有湿者

龍胆　黑梔　黃芩　柴胡　生地

車前　澤瀉　木通　當歸　甘草

當歸龍薈丸宣明　一切肝火

當歸　黃連　黃芩　黃柏　大黃　龍胆草

蘆薈　木香　射香　黑梔　青黛、

凉膈散局方　中焦燥熱及天行時熱表裡俱熱

芒硝　大黄　山梔　連翹　黄芩　甘草　薄荷　竹葉白蜜

桔梗散河間　身熱脉洪無汗口渴是熱在上焦積於胸中　東垣名清心凉膈散

山梔　連翹　黄芩　甘草　薄荷　竹葉　吉梗

犀角飲子金十　治心藏熱之所感

犀角　茯神　麦冬　甘草　白朮

火府丹　瀉丙丁之火

黄連　黄芩　生地　木通　一方無黄連有甘草竹葉

茯神散宣明　治胆熱多睡神思不安昏悶

茯神　麦冬　茯苓　青皮　白蘚皮　棗仁　沙參　甘草

黄連清膈丸東垣　心肺有熱及其經中熱

黄連　黄芩　麦冬

清凉飲子一名生池甘露飲　上焦積熱口舌眼鼻乾燥

黄芩　薄荷　當歸　元参　甘草　芍药　黄連

人参散 河間　積熱黄瘦或身熱頭痛膈熱嘔吐煩渴或溼熱瀉利

人参　甘草　石羔　滑石　寒水石

升陽散火湯 節菴　治熱來肺金氣虛不能主持循衣撮空小便利可治不利不可治

異功散　歸身　白芍　黄芩　柴胡　麦冬　姜枣

叔和謂桂枝下咽陽盛則斃者即此温病也自後家之言非傷寒和此言遂廣而人之温病若用桂枝者必多殺矣

温病門　此門不引仲景葛根黄芩黄連湯方繇為内家

陽旦湯 仲景　治冬温発熱咽痛或自利而欬

桂枝　黄芩　芍薬　甘草　生姜　大棗

陰旦湯 仲景　治冬温内夾寒食者

桂枝　黄芩　芍薬　甘草　乾姜

以姜桂用之温病之中於何處得此之護温病之寒者耶

葳蕤湯 活人　治風温兼療冬温発熱頭痛咽乾舌強

玉竹　麻黄　杏仁　甘草　石羔

白薇　羌活　木香　川芎　葛根

知母葛根湯 活人　治風温身躰灼熱甚

知母　葛根　石羔　甘艸　黄芩　木香　升麻　防風

玉竹　南星　人参　麻黄　杏仁　川芎　羌活

栝蔞根湯 活人　治風温渇甚者

蔞根　石羔　人参　防風　甘草　葛根

調中湯 活人　治風温協熱利

温病

葛根　黃芩　茯苓（茯苓）　芍藥　桔梗　藁本　白朮　甘草

射干湯活人　溫邪被寒所遏欬嗽不渴氣息鼓咽喉中如梗

射干　杏仁　甘草　肉桂　當歸　麻黃

半夏　生姜　紫菀　只實　橘皮　獨活

犀角地黃湯活人　溫熱病應汗而不汗內有瘀血或鼻衄吐血

犀角　生地　芍藥　丹皮

人參石羔湯崔宣武　溫熱病頭痛心煩悶風熱汗後餘熱自汗

人參　石羔　川芎　黃芩　茯苓　甘草　防風

雙解散河間　溫熱病無論有汗無汗但覺不快便可通解

涼膈散　滑石　甘草

麻黃升麻湯仲景　下後寸脈沉遲手足厥逆下部脈不至咽喉不利吐膿血泄利不止

麻黃　升麻　桂枝　白芍　甘艸　乾姜　白朮

玉竹　石羔　知母　黃芩　當歸　天冬　茯苓

千金苦參湯見外台　此方酸苦涌泄能吐出膠痰肺胃氣清矣

苦參　酒煎飲之

蒼术白虎湯 活人　濕溫兩脛逆冷腹滿叉胸頭目痛苦妄言多汗

蒼术　石羔　知母　甘草　粳米

石羔甘草散 河間　濕溫多汗妄言煩渴或熱嗽而喘甚者

石羔　甘草

蒼术石羔湯 潔古　立夏後傷寒身多微涼微有自汗四肢沉重謂之濕溫

蒼术　石羔　知母　甘草

萬氏牛黄清心丸　熱陷心包神昏譫語

牛黄　欝金　川連　山梔　茯苓　硃砂

至寶丹　邪陷心包神昏譫語

金箔　犀角　琥珀　硃砂　麝香

銀箔　牛黄　雄黄　青黛　水安息

温毒門

升麻鱉甲湯金匱　陽毒面赤斑斑如錦紋咽喉痛唾膿血五日可治七日不可治

升麻　鱉甲　當歸　甘草　雄黃　蜀椒

升麻湯朱肱　陽毒面赤煩悶狂言斑如錦紋咽喉痛唾膿血

升麻　黃芩　射干　人參　甘草　犀角

梔子仁湯朱肱　陽毒壯熱百節疼痛

梔子仁　升麻　柴胡　黃芩　赤芍

大青　石羔　知母　杏仁　甘草

千金升麻湯　治陽毒

升麻　甘草　當歸　蜀椒　雄黃　桂心

升麻鱉甲去雄黃蜀湯金匱　陰毒面目青身痛如被杖咽喉痛五日可治七日不可治

升麻　鱉甲　當歸　甘草

千金甘草湯　治陰毒

甘草　升麻　鱉甲　當歸　蜀椒

黑奴丸活人　治温毒煩熱發狂口渇發斑或精魂已竭心下微煖發開其口灌藥即活

麻黄　黄芩　釜底煤　竈突墨　梁上塵　小麦奴　大黄　芒硝

葛根橘皮湯外台　温毒始發則肌肉斑爛如錦紋欬而心悶或嘔清汁

葛根　橘皮　杏仁　麻黄　知母　黄芩　甘草

黄連橘皮湯外台　治温毒

黄連　橘皮　杏仁　麻黄　葛根　甘草　厚朴　枳實

猪苓散日華子　解毒達表散濁沸開毛竅

猪苓一斤浸汁服之或以猪毛炙灰代之

温疫門

麻黄葛根湯見總病論 治天行壮熱煩悶無汗

麻黄　葛根　梔子　葱白　豆豉

麻黄湯

麻黄　石羔　升麻　貝齒　甘草　芍藥　杏仁

葛根解肌湯見總病論

葛根　麻黄　芍藥　大青　黄芩　桂枝　石羔

詔書發汗白薇散出小品方　時氣二三日不鮮

白薇　麻黄　貝母　杏仁

六神通解散　治時疫初起熱甚躁不得汗

石羔　麻黄　黄芩　滑石　甘草　蒼术

獨活散　治温疫及瘴氣脚膝疼欬發熱頭疼躰痛

羌活　獨活　細辛　麻黄　防風　只殻　人參　黄芩

蔓荊　菊花　甘草　茯苓　石羔　薄荷　生姜

三黄梔豉湯　治時疫熱病頭痛壯熱

黄芩　黄連　大黄　山梔　豆豉

清熱觧毒湯　治温疫大熱

黄連　黄芩　升麻　羗活　葛根　甘草

元參　生地　白芍　石羔　生姜　知母

導赤瀉心湯　治傷寒或温疫熱病邪傳手少陰心經者

黄連　山梔　黄芩　犀角　茯神　麦冬

燈心　滑石　甘草　人參　知母　姜棗

雙解散　治温疫病表裡大熱

防風通聖散　倍滑石

七葉湯　時疫斑疹不出以此揩洗

柳葉　艾葉　蘇葉　桃葉　佩蘭葉　藿香葉　薄荷葉

達原飲吳又可　治時疫邪氣初犯募原舌苔如積粉神氣昏昏不爽脉不浮不沉而數

厚朴　知母　草果　檳榔　赤芍　黄芩　甘草

三消飲 吳又可 舌色变黄胸膈滿痛大渴煩躁疫邪傳裡也

厚朴 知母 檳榔 草果 赤芍 黄芩 甘草 大黄

柴胡清燥湯 吳氏 疫症下後脈大而數舌上生津不思水飲裡邪去而鬱熱暴伸也

柴胡 生地 當歸 白芍 陳皮 甘草 燈心 知母 姜根

托裡舉斑湯 吳氏 疫病下後元氣不振斑毒內陷則危

升麻 柴胡 生姜 白芍 白芷 山甲 當歸 虛者加參

陶氏黄龍湯 疫症失下变出循衣撮空邪熱愈甚元氣將脫不可竟下又不得不下

大黄 芒硝 厚朴 枳實 人參 當歸 甘草

柴胡養營湯 疫症下後表有餘熱者

柴胡 黄芩 甘草 陳皮 當歸 芍藥

厚朴 生地 大黄 枳實 生姜 大棗

瓜貝養營湯 疫病下後调理如有痰飲胸膈不清者

瓜蔞根 貝母 瓜蔞仁 蘇子 橘紅 白芍 當歸 知母 生姜

檳榔順氣湯 疫病兼痢疫在胃痢在腸痢若不已胃之疫邪更能傷胃

大黄　厚朴　芍药　槟榔　只實　生姜

普濟消毒飲　大頭瘟惡寒發熱頭面腫甚

黄芩　黄連　牛蒡　元参　甘草　吉梗　藍根

升麻　柴胡　馬勃　連翹　僵蚕　薄荷　白芷

荆防敗毒散　捻頸瘟喉痺失音頸大腹脹如蝦蟆

羗活　獨活　柴胡　前胡　只壳　吉梗　茯苓

人参　甘草　荆芥　防風　牛蒡　薄荷

生犀飲　治瓜瓤瘟胸高脇起嘔血如汁

犀角　蒼朮　黄連　黄土　芥茶　金汁

人中黄丸　治楊梅瘟遍身紫塊忽然發出黴瘡

人中黄　蒼朮　大黄　人参　吉梗

防風　黄連　香附　滑石　神曲糊為丸清热解毒湯送下

人中黄散　治疙瘩瘟發塊如瘤遍身流走旦發夕死

人中黄　雄黄　辰砂　為散薄荷吉梗湯下外以三稜針刺委中出血

既濟解毒湯　治上热大便秘
黄連　黄芩　大黄　甘草　吉梗　升麻　柴胡　連翹　當歸
黄連瀉心湯
黄連　生地　知母　甘草
黄連龍骨湯　治腹痛咽痛躰热煩苦
黄連　黄芩　白芍　龍骨
漏蘆湯　積熱發為腫毒時疫疙瘩頭面腫咽嗌堵塞
漏蘆　升麻　大黄　黄芩　藍葉　元參　一方加甘草牛蒡連翹
消毒丸
大黄　牡蠣　僵蚕
雄黄丸　不染一切時行疫癘
雄黄　赤小豆　丹參　鬼箭羽
運氣五瘟丹
黄芩　黄柏　黄連　山梔　香附　紫蘇　甘草　大黄

大青丸
薄荷　山梔　黃芩　黃連　連翹
甘草　大黃　白龍骨　大青　為末青蒿汁丸雄黃為衣菉豆大白湯下十丸
二黃丸　治大頭時疫
黃連　黃芩　甘草
葛根牛蒡湯外科精義　治時毒大頭病
葛根　牛蒡　甘草　貫仲　豆豉
梔子仁湯音淸　治時氣頭面赤腫
梔子　鬱金　只殼　牛蒡　升麻　大黃

寒疫門

趙黄泉膏 見千金 治寒疫並療賊風走風亦在摩之有效

大黄　附子　細辛　乾姜　蜀椒　桂心　巴豆　猪脂煎和

老君神明散

白术　吉梗　附子　細辛　烏頭　為散或絳囊盛帯之或酒服方寸匕

務成子螢火丸 辟諸惡疫鬼氣以絳囊盛帯之

螢火　雌黄　雄黄　鬼箭　蒺藜　羖羊角　鍛竈灰　鉄鎚柄　礬石

崔文行解散 見千金

艸烏　吉梗　細辛　白术　酒服一錢匕

烏頭赤散 見總病論

艸烏　皂角　雄黄　細辛　吉梗　大黄　水服一刀圭

藜蘆散 見總病論

藜蘆　躑躅　乾姜　丹皮　皂角　細辛

附子　桂枝　硃砂　為末或囊盛帯方寸匕或酒服一錢匕

東坡聖散子

草果 猪苓 吳茱萸 麻黄 芍药 澤瀉 防风 半夏

菖蒲 獨活 柴胡 厚朴 只壳 藿香 細辛 甘草

茯苓 良姜 附子 藁本 蒼术 白术

霍亂門

脾厥湯 中藏 治脾厥吐瀉霍亂

附子 甘草 豆豉 生姜 紅枣

養胃丹 中藏 中脘停寒嘔逆泄利腹痛腸鳴不食

丁香 白蔻 人參 甘草 乾姜 半曲

通脉四逆加猪胆湯 仲景 吐下已斷汗出而厥四肢拘急不解脉微欲絶者

附子 乾姜 甘草 猪胆汁

理中丸 仲景 霍乱頭痛發熱身疼痛寒多不用水者

人參 白术 乾姜 甘草

五苓散 仲景 霍乱頭痛發热身疼痛热多欲飲水者

肉桂 白术 茯苓 澤瀉 猪苓

四逆湯 仲景 吐利汗出發熱悪寒四肢拘急手足厥冷者

乾姜 附子 甘草

香薷散 活人 清濁相干氣射中焦而為霍乱

霍乱

香薷　厚朴　黄連

白朮調中湯 河間　中寒痞悶急痛寒濕相搏吐瀉腹痛

白朮　茯苓　陳皮　澤瀉　乾姜　官桂　藿香 砂仁　甘草

人參白朮散 河間　中寒痞悶急痛寒濕相搏吐瀉腹痛

異功散　葛根　澤瀉　藿香　滑石

半夏湯 河間　治霍亂轉筋吐瀉不止

半夏　茯苓　白朮　肉桂　甘草

三白散　冒暑霍亂頭運引飲

白朮　茯苓　澤瀉　燈心　生姜

丁香散 良方　霍亂嘔吐不止

丁香　藿香　枇杷葉

藿香正氣散 局方　治四時不正之氣能分理中焦吐瀉腹痛

藿香　大腹皮　紫蘇　甘草　陳皮　茯苓　桔梗

厚朴　白朮　半曲　白芷　生姜　紅棗

8 8 8 0

不換金正氣散 局方 治時氣不正感冒夾食

平胃散 藿香 厚朴

普賢正氣散

平胃散 藿香 厚朴 葱白 豆豉 生姜

六和湯 局方 調和六氣并治傷暑霍乱煩悶喘嘔吐瀉

藿香 厚朴 杏仁 砂仁 半夏 木瓜 赤苓

白朮 人參 扁豆 甘草 姜 棗 一方去白朮加香薷

冷香飲子 中暑又夾生冷飲食腹痛瀉利厥逆惡寒治陽虛多慾厥逆者

甘草 陳皮 附子 生姜 草果

漿水散 古潔 中暑多汗脉弱或霍亂吐利治汗多亡陽脉微欲絶者

附子 甘草 肉桂 炮姜 半夏 良姜 酸漿水煎

大順散 局方 引飲過多霍乱吐瀉由於氷菓所傷者

乾姜 肉桂 甘草 杏仁

六合定中丸 治霍乱吐瀉及一切不正之氣

厚朴　香薷　神曲　陳皮　硃砂　藿香　赤苓

砂仁　木香　紫蘇　木瓜　只殼　白檀香

建中加木瓜柴胡湯海藏　吐瀉轉筋自汗脉浮脇下痛或脉弦者

桂枝　白芍　甘草　飴糖　木瓜　柴胡

四順湯元戎　吐利心腹作痛手足厥冷

附子　甘草　人參　乾姜

理中加石羔湯元戎　吐利後轉筋者

人參　白朮　乾姜　甘草　大煅石羔

冬葵子湯　治乾霍亂二便不通煩熱悶亂

冬葵子　滑石　藿香　木瓜

木萸散　霍亂轉筋入腹腹痛欲死

木瓜　吳茱萸　食鹽

木瓜湯直指　治吐瀉不已轉筋擾亂

木瓜　茴香　甘草　吳茱萸

訶子散四三 治老幼霍亂一服即效

訶子 厚朴 神曲 茯苓 陳皮 甘草

乾姜 良姜 麦芽 艸果 食塩

人参湯 治寒濕霍亂吐瀉久而脉盈者

人参 厚朴 陳皮 木香 乾姜 桂心 半夏

来復丹方局 治上熱下寒裡寒外熱并中暑霍亂吐瀉

元精石 硝石 硫黄 青皮 陳皮 五靈脂

玉樞丹一名紫金錠 治一切葯毒瘴毒痧氣霍亂

大戟 千金子 山慈姑 雄黄 射香 文蛤

人馬平安散 治時疫毒氣臭毒痧脹腹痛

片脳 射香 雄黄 硃砂 焔硝

烏龍丹一名臥龍丹

燈草灰 射香 氷片 牛黄 閙楊花 皂角 細辛

太乙救苦丹 治中暑傷寒霍亂吐瀉胸悶絞腸烏痧等症

升麻　吉梗　大黄　山豆根　甘草　半夏　銀硃　麻黄
文蛤　細辛　殊砂　滑石　陳皮　香附　木香　大戟
雄黄　雌黄　蘇葉　山慈姑　藿香　蒼朮　川烏　射香
赤小豆　鬼箭羽　千金霜
豆蔻散乙錢　吐瀉煩渴腹脹小便少
豆蔻　丁香　硫黄　滑石
温中丸乙錢　腹痛腸鳴吐水不食或霍乱吐瀉
人参　白朮　甘草
雞屎白散金匱　轉筋之為病其人臂脚直脉上下行轉筋入腹者
雞屎白
人參散大全　治脾胃虚寒霍亂吐瀉心煩腹痛飲食不下
人参　當歸　乾姜　炙草　厚朴　陳皮
冷香湯集成　治飲食生冷陰陽相干遂成霍亂腹痛脹滿嘔泄
良姜　檀香　草蔻　附子　炙草　丁香

参术湯　治氣虛顫掉泄瀉嘔吐等証

異功散　黄耆

氣門

四七湯三因　理七情之氣或梅核結氣或中脘痞滿

半夏　厚朴　蘇葉　茯苓

四七湯局方一名七氣湯　治七情氣結服寬中破氣藥轉劇者投此即效

人參　甘草　半夏　肉桂　生姜

四磨飲子嚴氏　七情氣逆

人參　烏藥　檳榔　沉香　實者只壳易人参

五磨飲子　治暴怒卒死名曰氣厥

烏藥　沉香　檳榔　只壳　白酒　木香

紺珠正氣天香散河間　治九氣

香附　乾姜　蘇葉　陳皮　烏藥

沉香降氣散局方　一切氣滞胸鬲不舒

沉香　香附　砂仁　甘草

烏沉湯局方　調一切冷氣

烏藥　甘草　人參　沉香

木香調氣散　治氣滞胸膈虚痞或嘔逆刺痛

白蔻　甘艸　砂仁　檀香　藿香　木香　丁香

沉香化氣丸　治氣滞或食積夾痰痞脹妨食

大黃　沉香　白术　人參　黃芩　曲漿為丸　硃砂為衣

深師七氣湯　治七氣為患氣寒血熱嘔瀉痞滿

人參　半夏　甘草　肉桂　乾生姜　吳茱萸

芍藥　生地　黃芩　枳殼　吉梗　陳皮

三因七氣湯　治七情致病胸悶腹脹嘔逆

茯苓　白芍　厚朴　半夏　甘草　生姜

肉桂　人參　蘇葉　橘紅　大棗

指迷七氣湯　治七情相干陰陽不得升降氣道壅滞攻衝作痛

肉桂　生姜　半夏　甘草　吉梗　大棗

蓬术　香附　青皮　益智　藿香

大七氣湯　諸氣结聚癥瘕積滞心痛腹脹二便不利

肉桂　甘草　吉梗　山稜　蓬术

香附　青皮　益智　藿香

忿氣飲　治忿怒太過肝氣上升肺氣不降

大腹皮　茯苓　木通　半夏　青皮

陳皮　蘇葉　桑皮　白芍　甘草

寬中散　統治氣病

丁香　砂仁　木香　蔻仁　甘草

陳皮　青皮　香附　厚朴　生姜

推氣散　平肝降氣右脇

肉桂　只壳　青皮　芍藥

小烏沉湯局方　治血氣不調或心中刺痛

烏藥　香附　甘草　沉香汁　塩

七香餅

香附　丁香皮　甘松　益智　砂仁　蓬术　陳皮

血病門

四物湯 局方 統治血家百病

熟地 當歸 白芍 川芎

桃仁承氣湯 仲景 熱結膀胱其人如狂少腹急小便利此為畜血

桃仁 甘草 芒硝 大黃 桂枝

香殼散 治畜血暴起胸脇小腹作痛

香附 青皮 陳皮 只殼 赤芍

烏藥 歸尾 紅花 蓬朮 甘草

復元通氣散 治挫閃瘀血凝滞腰脇引痛

茴香 山甲 白丑 延胡 木香 甘草 陳皮

復元活血湯 從高墜下惡血留內腹脇痛不可忍

柴胡 花粉 山甲 當歸 桃仁 紅花 大黃 甘草

當歸活血湯 治夾血如見祟狀

當歸 赤芍 桃仁 生地 肉桂 紅花 只殼

茯苓　乾姜　甘草　柴胡　陳酒　不應加山甲甚者加附子

濬血丸　治肥人多年畜血於胃雜於痰涎諸藥不效者

人参　白术　茯苓　甘草　半曲　丹皮

浮石　當歸　桃仁　山甲　桂心　紅曲糊丸酒下三錢

代抵當湯　治瘀人畜血宜此緩攻

大黃　桃仁　芒硝　蓬术　山甲　生地　歸尾　肉桂

痰病門

二陳湯局方　一切痰飲利氣調中化湿建脾

半夏　陳皮　甘草　茯苓

潤下丸丹溪　利氣袪痰

陳皮　甘草

二賢散　一切痰飲

陳皮　甘草　塩

導痰湯　頑痰膠固

半夏　陳皮　茯苓　甘草　南星　只殻

甘遂半夏湯金匱　病者脉伏欲自利反快雖利心下續堅滿此為留飲欲去故也

甘遂　半夏　甘草　芍藥　蜜

木防已湯金匱　鬲間支飲其人喘滿心下痞堅面色黧黑脉沉緊醫吐下之不愈

防已　石羔　桂枝　人參

木防已去石羔加茯苓芒硝湯金匱　服木防已湯三日復發復与不愈者以此湯主之

防已　桂枝　人参　茯苓　芒硝

澤瀉湯金匱　心下有支飲其人苦冒眩

澤瀉　白朮

厚朴大黄湯金匱　支飲胸滿者

厚朴　大黄　只實

小半夏湯金匱　嘔家本渇不渇者心下有支飲也諸嘔吐穀不下者

半夏　生姜

已椒葶黄丸金匱　治痰飲腹滿口舌乾燥此腸間有水氣

防已　椒目　葶藶　大黄

外臺茯苓飲　心胸中有停痰宿水自吐出水後心胸間虚氣滿

茯苓　人参　白朮　橘皮　生姜　只實

倍朮丸局方　治五飲酒伏腹中漉〻有聲

白朮　乾姜　肉桂

苓桂朮甘湯金匱　心下有痰飲胸脇支滿目眩又治短氣

茯苓　桂枝　白朮　甘草

清氣化痰丸
南星　半夏　橘紅　杏仁　枳實　蔞實　黄芩　茯苓

順氣消食化痰丸 瑞竹堂
南星　半夏　青皮　陳皮　蘇子　萊菔子
神曲　麦芽　杏仁　山查　香附　葛根　姜汁蒸餅為丸

礞石滾痰丸 王隱居　治積痰積熱
礞石　大黄　黄芩　沉香

竹瀝達痰丸
橘紅　半夏　甘草　姜汁　大黄　黄芩　竹瀝

青礞石丸 丹溪　中外老痰胸膈痞悶經絡四肢不遂
礞石　風化硝　白朮　半夏　陳皮　茯苓　黄芩

沉香化痰丸　治胸中痰熱積年痰火無血者宜服
沉香　黄連　半夏　木香

運痰丸 脾虛熱痰堵塞膈氣不舒

沉香 黃連 半曲 木香 人參 白朮 茯苓 甘草

消痰餅子 治老痰結於喉中咯不得出

蔞仁 杏仁 吉梗 連翹 海石 風化硝 薑汁 白蜜

豁痰湯 治一切痰疾與滾痰丸為副

柴胡 半夏 黃芩 甘草 人參 厚朴

陳皮 紫蘇 南星 只殼 羌活 薄荷

指迷茯苓丸 治伏痰在內脾氣不行於四肢故臂痛又治熱痰哮喘平後效嗽

茯苓 半夏 只殼 風化硝

神朮丸 本事 治痰飲成囊盈科則嘔或腸鳴漉漉有聲

蒼朮 芝麻 棗肉

老痰丸 鬱痰結成粘塊凝滯喉間吐咯難出此方能潤燥開鬱降火消痰

黃芩 海石粉 蔞仁 連翹 青黛

陳皮 風化硝 香附 天冬 吉梗

汝言化痰丸　肺家老痰在於喉中咯之不出嚥之不下

蛤粉　瓦壟子　蔞仁　杏仁　吉梗　連翹

五倍子　海石粉　香附　風化硝　姜汁　竹瀝

瓜蔞半夏丸　治肺熱痰嗽

瓜蔞仁　半夏

抑痰丸　治痰結胸喉用此順降功与化痰丸相似

瓜蔞仁　半夏　川貝

黄瓜蔞丸丹溪　食積痰飲胸鬲脹悶吐痰如膠或五更咳嗽之症

蔞仁　半夏　山查　神曲　竹瀝　姜汁

控涎丹　治痰涎在胸鬲上下使人胸背手足頸項腰脇引痛有似癱痪者

大戟　甘遂　白芥子

小胃丹　上取胸鬲之痰下利腸胃之痰胃弱者戒之

芫花　甘遂　大戟　大黄　黄柏　白术膏為丸

墜痰丸　濕痰在脾胃成脹滿者用此下之

只實　只殼　朴硝　黑丑　牙皂　白礬

蠲飲枳實丸　逐痰消飲導滞清膈

只實　黑丑　橘紅　半夏

旋覆花散　治心胸痰熱頭目旋痛飲食不下

旋覆花　茯苓　黄芩　柴胡　麦冬　防風

犀角　人參　石羔　只殼　甘草

黄芩利膈丸　治熱痰頭暈嘈雜吞酸噁吐咯痰青黄色者

黄芩半生半炒　黄連　半夏　澤瀉　南星　陳皮　只殼　白朮

星半蛤粉丸　治湿痰倦怠上為欬嗽下為白濁或瀉利腫脹

南星　半夏　蛤粉　白朮　蒼朮　陳皮　神曲為丸姜湯下

中和丸　治湿熱氣痰

半夏　蒼朮　香附　黄芩

姜桂丸潔古　治寒痰

乾姜　肉桂　南星　半夏　蒸餅為丸姜湯下

潤字丸　消痰開結潤腸去垢

半夏　陳皮　花粉　前胡　只實　杏仁

山查　牙皂　大黃　梹榔　甘草

白龍丸　治酒積有痰

半夏　滑石　茯苓　白礬　神曲為丸

青木香丸　胸膈噎塞氣滞不行腸中水聲嘔吐痰沫不思飲食治濕痰留飲

梹榔　黑丑　補骨脂　蓽澄茄　木香

五飲湯海藏　治五飲留滞心胸脇下

人參　白朮　茯苓　甘草　半夏　陳皮　只實　肉桂

厚朴　猪苓　澤瀉　前胡　旋覆　白芍　生姜

化涎散　治熱痰利胸膈止煩渴

寒水石　龍腦　鉛白霜　白礬　牙硝　甘草　雄黃

八珍丸　治膈痰結實滿悶喘逆

丹砂　犀角　羚羊角　硼砂　茯神　牛黃　龍腦　胆星

鵞梨煎丸　治熱痰凉心肺利咽風解熱毒補元氣

人參　白朮　茯苓　山藥　甘草　白蒺藜　蓯蓉　牛膝

半夏　梹榔　青皮　防風　羌活　吉梗　白蚕　生地

薄荷　皂角　木香　大鵞梨

三仙丸　中脘氣滯痰涎煩悶

南星　半夏　姜汁

白朮湯 河間　痰潮上如湧泉久不可治者

白朮　茯苓　半夏　生姜　煎湯調入神曲漿

白朮散 河間　痰湿不止腸不利

白朮　茯苓　半夏　黄芩　生姜　陳皮　神曲

清風化痰丸 丹溪

黄芩　黄連　知母　黄柏　蒼朮　香附

清痰丸 丹溪　清中除湿熱消痰積

南星　半夏　青皮　陳皮　蒼朮　黄芩　山查

神曲　烏梅　香附　乾姜　滑石　只壳

桂苓白术丸 河間　消痰逆止欬嗽散痞滿止吐瀉

肉桂　茯苓　白术　半夏　陳皮　乾姜　澤瀉　一方有黄連黄柏

白螺丸 丹溪　痰飲成積胃脘作痛

蒼术　滑石　黒梔　半夏　青皮　香附

只壳　南星　木香　砂仁　白螺螄壳　姜汁為丸

水煮金花丸　風痰熱欬嗽脉弦面青四肢滿悶便溺秘濇心多燥怒

寒水石　白麵　天麻　雄黄　南星　半夏　去寒水石名天麻丸

小黄丸　熱痰欬嗽脉洪面赤煩熱心痛唇燥多喜笑

南星　半夏　黄芩

白术丸　溫痰欬嗽脉緩面黄肢躰沉重嗜卧食不化

白术　南星　半夏

玉粉丸　氣痰欬嗽脉濇面白上喘氣促洒淅悲愁不樂

南星　半夏　官桂

雙玉散　治熱痰而喘痰湧如泉

寒水石　石羔

防風丸　治痰嗽胸中氣不清利者

防風　只殼　白朮

玉粉丸　痰結咽喉不利語言不出

半夏　草烏　桂

只殼湯　治久痰胸膈不利者多上焦發熱

只殼　吉梗　黃芩

半夏丸　因傷風而痰作喘逆兀兀欲吐惡心欲倒

半夏　雄黃　已吐者加檳榔　姜汁為丸

縮砂圓藏中　消風痰利胸膈溫中順氣并治傷冷吐瀉

砂仁　良姜　南星　姜汁麪和為丸姜湯下二十丸

深師消飲丸　治停飲胸滿嘔逆腹中水聲不思飲食

白朮　只殼　炮姜　茯苓　神曲為丸姜湯下

平陳湯　治痰

　蒼朮　厚朴　陳皮　甘草　茯苓　半夏

調養白朮湯 海藏　治痰病化為水氣傳變水鼓不能食

　白朮　澤瀉　芍藥　陳皮　茯苓　生姜　木香　檳榔

丁香半夏丸 明醫　治心下停飲頭目眩暈睡卧口中吐涎

　丁香　半夏　檳榔　細辛　乾姜　人参

大川芎丸　治風痰頭眩心悸皮膚搔痒鼻塞聲重面上遊風狀如蟲行

　川芎　薄荷　桔梗　甘草　防風　細辛

小川芎丸　治膈上痰

　川芎　大黄　皂角水熬膏為丸

藜蘆甘草湯 金匱　病人常以手指臂腫動其人身體瞤瞤者

　藜蘆　甘草

小降氣湯 醫林　治濁氣在上痰涎壅盛

　紫蘇　烏葯　白芍　陳皮　炙艸

食滯門

保和丸丹溪　一切食滯

神曲　山查　茯苓　半夏　陳皮　連翹　菔子　曲糊為丸麦芽湯下

大安丸　消中有補

保和丸　白术

健脾丸　補脾消食

人參　白术　陳皮　只寔　山查　麦芽

只术丸潔古　消食養胃又治胃痞

只寔　白术　荷葉裹陳米飯煨乾　為末糊丸姜茶湯下

香砂只术丸　治宿食不消又理氣滯

木香　砂仁　只寔　白术

橘半只术丸　治痰食兼併不化

橘紅　半夏　只實　白术

只寔理中湯治人　胃虛夾食又治結胸本虛不能受攻者

只寔　人參　白术　乾姜　甘草

和中丸　治胃虛食滯厭厭不食大便或秘或溏

白术　厚朴　陳皮　甘草　半夏　木香　只實

香連平胃散　食積發熱腹痛或瀉或痢

木香　黃連　白术　厚朴　陳皮　甘草

棗礬丸　治食積發黃

白术　厚朴　陳皮　甘草　皂礬 麩裹煨　棗肉 糊丸

參苓平胃散　脾虛飲食不消大便不實

人參　茯苓　白术　厚朴　陳皮　甘草

調中飲　治食積類傷寒

蒼术　厚朴　陳皮　甘草　木香　黃連　白术

只實　神曲　山查　乾姜　草果　佩蘭

九味資生丸　治脾虛飲食難消

四君子　山查　陳皮　白蔻　神曲　黃連

備急丸 金匱 宿食冷積或受寒心腹急痛

巴豆 乾姜 大黄

紅丸子 宿食冷積作脹

三稜 蓬朮 青皮 陳皮 乾姜 紅酒曲糊丸

神保丸 治宿食不消大便不通心胸脘脇脹痛

巴霜 胡椒 蝎尾 木香 蒸餅和丸麻子大硃砂為衣姜醋湯下五丸

大只殻湯 酒食傷胃胸鬲悶痛飲食不下或脇痛嘔惡

只殻 厚朴 人參 青皮 陳皮 木香 半夏 麦芽

大健脾丸 統旨 消食健脾 又名百穀丸

茯苓 三稜 蓬朮 神曲 白朮 大黄 梹榔 黑丑

木香 人參 白朮 茯苓 甘草 陳皮 神曲

肉菓 黄連 山查 砂仁 山葯 穀芽

二朮二陳湯 治脾虚痰食不運

蒼朮 白朮 半夏 陳皮 茯苓 甘草

强中丸 中藏　消食理氣益脾胃進飲食

乾姜　蒼朮　良姜　陳皮　青皮

厚朴湯　治胃虛停食不思飲食小便利

厚朴　白朮　陳皮　甘草　枳實　半夏

平胃丸 東垣　胃虛有濕有痰又停食滞不能飲食大便或秘或瀉 一名和中丸

厚朴　白朮　陳皮　甘草　枳實　半夏　木香　檳榔

傷酒門

葛花鮮酲湯 東垣 治傷酒太過嘔吐惡心胸悶小便不利

葛花 木香 砂仁 茯苓 猪苓 人參 白朮

白蔻 青皮 陳皮 神曲 乾姜 澤瀉

御愛紫宸湯 解宿酒嘔噦惡心痰唾不進飲食

檀香 木香 藿香 丁香 芍藥 甘草

良姜 砂仁 茯苓 官桂 陳皮 乾葛

麯糵丸 治酒積成癖腹脇滿痛後便積沫

神曲 麦糵 黄連 巴豆炒 去巴豆

酒癥丸 局方 治酒癖腹痛下積過酒即吐

巴豆 蝎梢 雄黄 丸如豌豆大同麸 炒香酒下二三丸

酒痢方 丹溪 酒積作痢下血不止成蔵毒病服此方戒酒可愈

槐花 只殻 葛花 地榆 蒼朮 當歸 黄連 炙草

益脾丸 解酒又云服此飲酒不醉

葛花　小豆花　菉豆花　木香　草豆蔻

葛根湯　治酒傷成酒痢

葛根　只殼　陳皮　生地　杏仁　茯苓

黃芩　甘草　黑豆　白梅　生姜

藿脾飲戴氏　治傷酒成癖

雞距子　茯苓　葛花　陳皮　枇杷葉　藿香　桑皮　煎送酒煮黃連丸

乾姜丸本事　治酒癖停飲吐酸水

乾姜　葛根　只殼　橘紅　前胡　白朮　茱萸　半曲　甘草

鬱門

越鞠丸 丹溪 治諸鬱痞悶

川芎 蒼朮 香附 神曲 黑梔

六鬱湯 統治六鬱氣血痰火濕食

川芎 蒼朮 香附 甘草 茯苓 橘紅 半夏 山梔 砂仁

氣鬱湯 治鬱怒氣滯胸膈不行脹滿噯氣作酸

半夏 蒼朮 貝母 茯苓 陳皮 香附

檳榔 木香 蘇子 甘草 川芎 黑梔

血鬱湯 治挫閃跌仆身有痛處胸膈不寬大便黑色

香附 山楂 丹皮 紅花 山甲 桃仁

紅曲 麦芽 降香 通草 蘇木

潤下丸 治痰鬱腸胃脉滑而沉变生百病

黄芩 黄連 橘紅 南星 半曲 白礬 姜汁 竹瀝

火鬱湯 治火鬱於中四肢發熱煩悶惡寒不舒

乾葛　柴胡　連翹　薄荷　黄芩　山梔　升麻　芍药

火鬱湯　治火鬱不舒凜、悪寒不止

乾葛　柴胡　葱白　甘草　白芍　防風　升麻

氣鬱湯　香附　川芎　蒼朮

血鬱湯

紅花　桃仁　青黛　香附　川芎

痰鬱湯　海石　香附　南星　瓜蔞

熱鬱湯　山梔　青黛　香附　蒼朮　川芎

濕鬱湯　白芷　蒼朮　川芎　茯苓

食鬱湯

蒼术　香附　山查　神曲　針砂

黄鶴丹　湿热鬱於胸中或為黄疸或作痞滿

黄連　香附

茯苓補心湯　治火鬱心包或欬逆吐血

参蘇飲　四物湯

加味四七湯　治心氣鬱滞

半夏　厚朴　茯苓　紫蘇　茯神　遠志　菖蒲　甘草

逍遥散 局方　治肝木抑鬱或寒熱欬嗽或婦人月事不調

當歸　白芍　柴胡　茯苓　白术　炙艸　生姜　薄荷

左金丸 丹溪　肝經火鬱吐酸緑青黄水

黄連　呉茱萸

脾胃門

四君子湯局方　脾胃虛弱倦怠少食

人參　白朮　茯苓　甘草

異功散錢乙　肺胃氣虛少食嗽痰或作吐瀉者

人參　白朮　茯苓　甘草　陳皮

六君子湯　脾胃氣虛少食體倦痰嗽嘔泄

人參　白朮　茯苓　甘草　陳皮　半夏

香砂六君子湯　脾虛痰食氣滯不宣

人參　白朮　茯苓　甘草　陳皮　半夏　木香　砂仁

歸芍六君子湯　肝脾兩虛

歸身　白芍　人參　白朮　茯苓　甘草　陳皮　半夏

參苓白朮散局方　補益脾肺病後調理脾胃最妙　一名參朮飲

人參　茯苓　白朮　扁豆　陳皮　山藥

甘草　蓮肉　砂仁　苡仁　吉梗　棗

八珍散　治胃虛氣弱或痰中見血或吐粉紅之痰

人參　白朮　茯苓　甘草　黃耆　山藥　粟米　扁豆

資生丸 繆仲淳　健脾開胃消食止瀉病後服之有益

人參　白朮　茯苓　甘草　陳皮一　扁豆　山药　薏仁

芡實　蓮肉一　神曲　麥芽　山查一　藿香　白蔻　吉梗

澤瀉　黃連　一方加厚朴

大異功散　醒脾和胃溫中止吐瀉又治痘瘡灰白而瀉

人參　白朮　陳皮　當歸　丁香　木香

茯苓　半夏　厚朴　肉菓　附子　肉桂

寬中丸　治脾虛作脹不思飲食

白朮　陳皮

固真丹 瑞竹堂　能燥濕養脾固胃

川椒　小茴香　青鹽　川楝子　破故紙　蒼朮

靈芝丸　治脾氣虛

蒼山朮　棗肉為丸

穀神丸（鴻寶）　啟脾進食

砂仁　甘草　白朮　姜汁炒穀芽

啟脾丸（楊氏）　治不喜食

(治)理中湯　陳皮　青皮　神曲　麦芽　砂仁

醒脾丸　能進飲食

白朮　厚朴　陳皮　甘草　茯苓　草果

白雪糕　養元健脾開胃進食生肌潤膚

山葯　茯苓　蓮肉　芡實　陳倉米　白砂糖　為末蒸熟食之

升陽益胃湯（東垣）　怠惰嗜臥躰重節疼二便不調洒淅惡寒由於陽氣不升也

人參　白朮　綿芪　黄連　半夏　甘草　陳皮　茯苓

澤瀉　防風　羌活　獨活　柴胡　白芍　姜棗

補中益氣湯（東垣）　内傷中氣下陷発熱肢倦

白朮　人參　陳皮　升麻　柴胡　黄芪　炙草　當歸

調中益氣湯 東垣　身體沉重肢節煩疼肢倦短氣飲食無味嗜臥溺赤

蒼朮　人參　陳皮　升麻　柴胡　黃芪　木香　甘草

升陽順氣湯 東垣　勞倦所傷腹滿短氣口淡無味夏雖熱猶畏寒不知饑餓 一名强胃湯

升麻　柴胡　黃芪　甘草　歸身　陳皮

人參　神曲　半夏　艸豆蔻　黃柏　生姜

冲和順氣湯 東垣　內傷脾氣惡寒發熱食少便溏

升麻　葛根　白芍　甘艸　人參　羌活

蒼朮　白朮　防風　生姜　紅棗

升陽補氣湯 東垣　胃氣不足脾氣下溜短氣發熱倦臥煩悶

白芍　升麻　羌活　獨活　甘草　防風

厚朴　澤瀉　柴胡　生姜　大棗

清神益氣湯 東垣　脾胃虛損面目俱黃二便不調少食短氣倦怠嗜臥

人參　白朮　茯苓　甘草　陳皮　麥冬　五味　青皮

白芍　升麻　蒼朮　澤瀉　黃柏　生姜　防風

人參芍藥湯東垣　脾胃虛弱氣促憔悴

人參　麦冬　五味　歸身　黃芪　炙草　白芍

參术調中湯東垣　瀉熱補氣止嗽定喘和脾胃進飲食

異功散　生脉散　桑皮　骨皮　青皮　黃芪　白术

益胃升陽湯東垣　勞倦発熱少食口乾

補中益氣湯　神曲　黃芩

益胃湯東垣　煩勞則頭痛肢倦氣短腸鳴便溏口乾少食

補中益氣湯　半夏　蒼术　黃芩　益智

黃芪湯東垣　補胃除湿和血益血滋養元氣

黃芪　藿香　木香　陳皮　澤瀉　人參　當歸

參术湯東垣　脾胃虛弱元氣不足四肢沉重食後痞悶

補中益氣湯用蒼术　神曲　黃柏　青皮

和中飲東垣　啓脾進食

人參　白术　乾姜　甘草　陳皮　木瓜

脾胃

生姜和中飲 東垣 四肢倦怠飲食不下口乾盃渴
生甘草 炙甘草 升麻 柴胡 人参 白朮 生黄芩
酒炒芩 陳皮 藁本 蒼朮 羌活 葛根 生姜
枳朮湯 東垣 除痰氣進飲食
只實 白朮 木香 乾姜
参姜只朮丸 東垣 開胃進食
只寔 白朮 木香 乾姜 人参 陳皮
人参養衛湯 治勞役辛苦内傷発熱
人参 麦冬 五味 黄芪 白朮 甘草 陳
補氣寧嗽湯 内傷中氣胃弱悪食神疲氣怯或兼痰嗽
六君子 葛根 砂仁 山査
納氣丸 脾腎兩虚蒸熱咳嗽倦怠少食
六味丸 沉香 砂仁

補虛門

交藤丸 中藏 駐顏長筭袪百病

首烏 茯苓 牛膝 蜜丸酒下三十丸

百補交精丸 中藏 葛玄真人傳

熟地 山葯 萸肉 茯苓 澤瀉 五味子 杜仲

赤石脂 蓯蓉 牛膝 遠志 巴戟 柏仁 石羔

延壽酒 中藏 療百病

黃精 天冬 蒼朮 松葉 枸杞

雙芝丸 河間 補精氣填骨髓壯筋骨補五藏調六府久服駐顏不老

熟地 石斛 五味 黃耆 蓯蓉 牛膝 杜仲 菟絲

鹿角霜 麋角霜 沉香 射香 人參 茯苓 覆盆子 山葯

木瓜 天麻 秦艽 苡仁 蜜丸老年加 附子 鹿角 硫黃

內固丹 河間 補諸虛養髓氣和脾胃壯筋骨

從蓉 茴香 故紙 蘆巴 巴戟 附子 川楝 胡桃 搗膏為丸

何首烏丸 河間 治男子元藏虛損髮白再黑填精

首烏 茯苓 牛膝 棗

十全大補湯 局方 治營衛氣血俱虛

四物湯 四君子 黃芪 肉桂 姜棗

人参養營湯 局方 專補心脾氣血

四君子 熟地 當歸 白芍 黃耆 肉桂 五味 陳皮 遠志

六味地黃丸 錢乙 治肝腎陰虛

熟地 山萸 山藥 丹皮 茯苓 澤瀉

龜鹿二仙膏 治督任俱虛精血不足

龜板膠 鹿角膠 杞子 人参 桂圓肉

保元湯 治營衛氣血不足

黃耆 人参 甘草

兩儀散 治精氣不足

人参 熟地 白朮 阿膠

還少丹楊氏 補一切虛久服身輕雖老壯筋骨悅顏色
熟地 杞子 茯苓 山萸 牛膝 遠志 茴香 杜仲
蓯蓉 山藥 巴戟 菖蒲 楮實 五味 棗為丸
打老兒丸
還少丹用茯神 續斷
滋陰大補丸丹溪
還少丹去楮實
班龍丸青囊 壯精神除百病養氣血補百損
鹿角膠 鹿角霜 茯苓 熟地 菟絲子 柏仁 補骨脂
七寶美髯丹積善堂 補血生精強筋骨黑髭髮
赤白首烏 赤白茯苓 當歸 牛膝 菟絲子 杞子 補骨脂
雙補丸繆仲淳 雙補脾腎
人參 蓮肉 山萸 山藥 五味 菟絲
陳皮 砂仁 車前 巴戟 肉蓯 補骨脂

枓紅丸　治元藏虛憊
川枓　生地汁　丸服
太乙神應丸　治諸虛損
人乳　牛乳　牛膝　茯苓　杜仲　補骨脂　歸身
補天大造丸　補諸虛百損
六味丸　二冬　杞子　菟絲　膝牛　杜仲　河車
五味子　補骨　蓯蓉　鹿茸　歸身　肉桂　虎脛骨
四味鹿茸丸　治肝腎督脉俱虛脉虛無力或欬嗽吐血
鹿茸　熟地　五味　歸身
香茸八味丸　治腎與督脉俱虛頭旋眼黑
六味丸　沉香　鹿茸
十補丸　治稟賦陽虛下體無力小兒解顱膝蓋不生
六味丸　附子　肉桂　鹿茸　五味
金液五精丸醫腥　補虛助陽和五藏潤六府除煩熱治淋濁

蓮肉　川楝　茯苓　秋石　茴香

坎炁丹　補先天培三陰

坎炁　人乳　熟地　人參　杞子　酒釀白蜜為丸

倍力丸　培補氣力竟至十倍者

茯苓　鱔魚為末　黃精汁為丸

十四味建中湯　治藏氣素虛營衛氣血不足積虛成損

十全大補湯　附子　麦冬　半夏　茯苓

樂令建中湯　治臟府虛損形瘦潮熱將成癆瘵此方能退虛熱生血氣

人參　肉桂　黃芪　細辛　前胡　歸身　白芍

陳皮　茯苓　麦冬　甘草　半夏　姜棗

雙和散明谷　補益血氣治虛勞少力

四物湯　人參　黃耆　甘草　肉桂

巴戟丸明谷　肝腎俱虛收斂精氣補真戢陽充越肌膚進食

人參　白朮　菟絲　五味　茯苓　巴戟　熟地

覆盆　益智　龍骨　牡蠣　茴香　骨碎補
鍊真丸　鍊身之精氣神右房勞傷而濕熱蔽而無子者
茯苓　蒼朮　黃柏　淫羊藿　川楝子　澤瀉　人參　檉柳
沉香　蛇床　蓮須　五味子　鹿茸　茴香　鳳眼草　山藥為丸
大五補丸海藏　同三才丸例
熟地　天冬　麦冬　人參　茯神
枸杞　遠志　骨皮　菖蒲　益智
枓紅丸中藏　治嗽不止補中益氣進食
川楝　山藥　附子　酒煮木瓜搗糊成丸
草還丹　填補精髓固攝元陽利腰膝通九竅
蒼朮　杞子　木香　茴香　蘆巴　茯苓
山藥　牛膝　山甲　地龍　故紙　川楝子
坎離丸　生精養血升水降火
四物湯　知母　黃柏

全鹿丸 秘方補諸虛百損五勞七傷

鹿一隻 八珍湯 二冬 黃耆 枸杞 杜仲 牛膝 山葯

芡實 兎絲 五味 瑣陽 蓯蓉 故紙 巴戟 蘆巴

川斷 覆盆 楮實 秋石 陳皮 川椒 小茴 沉香

青塩

癆瘵門

桂枝龍骨牡蠣湯 金匱　虛勞脉得諸芤動微緊男子失精女子夢交

桂枝　龍骨　牡蠣　白芍　甘草　生姜　大棗

天雄散 金匱　補湯攝陰

天雄　白朮　桂枝　龍骨

黃芪建中湯 金匱　虛勞裡急諸不足

黃耆　飴糖　白芍　桂枝　甘草　生姜　大棗

薯蕷丸 金匱　虛勞諸不足風氣百疾

八珍湯　山藥　麦冬　豆卷　吉梗　杏仁　柴胡

桂枝　乾姜　防風　神曲　大棗　阿膠　白蘞

大黃䗪虫丸 金匱　五勞虛極羸瘦腹滿不食內有乾血肌膚甲錯兩目黯黑緩中補虛

大黃　䗪虫　黃芩　甘草　桃仁　杏仁

地黃　芍藥　蛴螬　虻虫　水蛭　乾漆

百勞丸　治一切勞瘵積滯疾

人参　大黄　䗪虫　水蛭　山梔　歸身　乳香　没藥

大補黄庭丸　治虚勞食少便溏不宜陰藥者

人参　茯苓　山藥　河車

四君子丸　一損〻於肺皮聚而毛落損其肺者益其氣

人参　白朮　黄耆　茯苓

八物湯　二損〻於心血脉不能营養藏府損其心者調其营衛

人参　白朮　黄耆　茯苓　熟地　白芍　歸身　川芎

十全散　三損〻於胃飲食不為肌膚宜益血調氣

十全大補湯

金剛丸　虚而感熱則損其陰損則自下而上一損〻於腎骨痿不能起於床

萆薢　杜仲　蓯蓉　菟丝子

牛膝丸　二損〻於肝筋緩不能自収持宜益精緩中

萆薢　杜仲　蓯蓉　菟絲　牛膝　防風　白蒺　桂枝

煨腎丸　三損〻於脾飲食不能消尅宜益精緩中消穀

牛膝丸　破故紙　胡盧巴

烏鰂藘茹丸素問　氣竭肝傷月事衰少不來名曰血枯

烏鰂骨　藘茹　雀卵為丸　飲以鮑魚汁

巽順丸　婦人倒經血溢于上男子欬嗽吐血

鮑魚　茜根　烏鰂骨　烏骨雞

烏骨雞丸秘旨　婦人鬱結不舒蒸熱欬嗽月事不來或倒經或淋帶及男子勞嗽吐血

四物湯　人參　黃耆　五味　白朮　丹皮　茯苓　烏骨雞為丸

白鳳膏　稟氣不足饑飽勞役所傷致成虛損形羸潮熱腹脹

白鴨　參苓平胃散　京棗

白鳳膏　虛損形瘦腹脹潮熱

白鴨　熟地　麥冬　人參

黑地黃丸　脾腎不足房室虛損形瘦無力面色青黃又云治痔之聖藥

熟地　五味　蒼朮　乾姜

補氣丸　呼吸少氣懶言語無力動作目無精光面色㿠白

人参　麦冬　五味　炙草　吉梗　陳皮

脭愈湯　失血過多或血虚煩渇躁热睡臥不安

生地　熟地　川芎　當歸　人参　綿耆

保真湯　治劳證觧虚骨蒸

固本丸　黄耆　當歸　白术　茯苓　白芍　甘草

知母　黄柏　五味　柴胡　骨皮　陳皮　蓮心

天真丸　亡血過多形瘦少食腸胃滑泄津液枯竭久服生血養氣

蓯蓉　當歸　羊肉　天冬　山药　人参　黄耆　白术

補骨脂丸　下元虚敗手足沉重夜多盜汗縱慾所致

補骨脂　乳香　没药　胡桃　菟丝子

拯陽湯　治劳傷氣耗倦怠懶言動作氣喘表热自汗心煩

當歸　肉桂　人参　黄耆　白术　甘草　五味　陳皮

拯陰湯　治陰虚火動皮寒骨熱食少痰多欬嗽短氣

生脉散　生地　歸身　白芍　蓮肉　苡仁　丹皮　陳皮　甘草

補腎丸　能降而補陰

黃柏　龜板　杜仲　牛膝　陳皮　夏加五味　冬加乾姜

補天丸　男精女血先天得之以有形後天得之以有生大癸虛損用此補之

河車　黃柏　龜板　杜仲　牛膝　陳皮

補火丸　治冷勞

硫黃　納於豬臟中蒸爛去臟為丸桐子大每服十九

黃耆湯　治肺勞短氣虛寒皮毛枯涸津液不通氣力損乏脉遲緩者

黃耆　人參　白朮　附子　肉桂　姜棗

黃耆散　治欬血成勞

黃耆　地黃　麥冬　白芍　炙草　桔梗

補肝散

生地　熟地　當歸　白芍　石斛　丹皮　柴胡　甘草

補肝散鈄　治男子五勞七傷

生地　地膚子

清寧膏　潤肺不礙脾補脾不傷肺凡勞嗽吐血極效

生地　麦冬　橘紅　吉梗　苡仁　薄荷　龍眼　川貝

紫菀湯海藏　治肺勞欬血吐痰勞熱

紫菀　知母　貝母　人参　茯苓　五味　河膠　甘草　吉梗

十灰散　治虛勞吐血咯血

大薊　小薊　側柏　薄荷　山梔

大黄　丹皮　椶櫚皮　茜根　茅根

瑞金丹　治虛勞吐紅瘀結者

大黄　秋石　棗肉為丸

童真丸　治虛勞吐血氣虛喘嗽

秋石　川貝　棗肉為丸

人参散本事　一切血熱虛勞煩熱痰嗽頭昏盜汗倦怠

四君子　當歸　白芍　黄芩　柴胡　乾葛　半曲　姜棗

麦煎散　治髓勞少男室女骨蒸黄瘦口臭肌熱盜汗

當歸　茯苓　乾漆　常山　鼈甲　大黄
柴胡　白朮　生地　石羔　甘草　小麦

人参骨皮散　治陰不足陽有餘
人参　骨皮　知母　茯苓　石羔　柴胡　生地

古今録驗五蒸湯　治骨蒸
人参白虎湯　生地　葛根　黄芩　竹葉　茯苓

地骨只壳散元戎　骨蒸壯熱肌肉消瘦盗汗無力
秦艽鼈甲散去青蒿　只壳　桃枝　柳枝　生姜

芎枳散宣明　治劳風
川芎　只壳

柴前梅連散奚恭萬集　治因風成劳盗汗效嗽吐血遺精熱
柴胡　前胡　烏梅　黄連　猪胆皮汁　猪脊筋　童便　韭白

秦艽鼈甲散羅謙甫　治風劳蒸熱效嗽青黄痰盗汗
秦艽　鼈甲　骨皮　柴胡　青蒿　當歸　烏梅　知母

黄耆鼈甲散 羅謙甫 治虚劳骨蒸晡热欬嗽食少盗汗

黄耆 鼈甲 骨皮 秦艽 紫菀 人参 茯苓 柴胡

半夏 知母 生地 白芍 天冬 肉桂 甘草 吉梗 桑皮

秦艽扶羸湯 直指 治肺劳骨蒸欬嗽声哑自汗躰倦

秦艽 鼈甲 柴胡 骨皮 當歸 紫菀 半夏 人参 甘草

清骨散 治骨蒸劳热

銀柴胡 胡黄連 秦艽 鼈甲 地骨皮 青蒿 知母 甘草

人参荊芥散 婦宝 血脉空疎乃感风邪寒热盗汗久渐成劳名曰血风劳

人参 荊芥 熟地 防风 柴胡 只壳 川芎

當歸 枣仁 鼈甲 羚羊角 桂心 白术 甘草

獺肝散 附後 治冷劳又主鬼疰一门相染

獺肝 一具陰乾水磨服

芎歸血餘散 治傳尸劳瘵面赤五心煩热

安息香 木香 雄黄 桃仁 當歸

川芎　闺女髮　獺肝　降香　全蝎

鱉甲生犀散　治傳尸勞瘵脾益唇面手足清

犀角　鱉甲　木香　柍柳　桃仁　安息香　天靈蓋　雷丸

河魏　乾漆　甘遂　山甲　全蝎　虎長牙　降香　地龍

鰻鱺丸　治傳尸勞瘵初起元氣未敗者

鰻鱺魚　山藥　薄荷　百部　甑上蒸爛只將鰻藥搗為丸

神應丸　治乾血勞用此推陳致新少男室女孀婦可用若男女交接者禁用

桃仁　鱉甲　黃芩　當歸　生地　甘草　大黃　人參

大靈明目丹 中藏　治傳尸勞肌瘦面黃嘔吐效嗽

雄黃　兔屎　天靈蓋　鱉甲　木香　輕粉　酒熬大黃膏為丸硃砂為衣

服此先燒安息香吸之不嗽非傳尸也不可用若烟入而嗽不止者宜之

太上延年萬勝追魂散 中藏　治勞瘵垂死方

人參　杏仁　天靈蓋　柴胡　川楝　桃柳枝　童便

黃耆卷治散 宣明　二陽之病發心脾不得隱曲女子不月

勞瘵

黄耆　石斛　只壳　生地　附子　五味　續断
羌活　防风　人参　牡蠣　茯苓　牛膝　骨皮
天門冬丸　治婦人手足煩熱骨蒸寢汗口乾引飲面目浮腫
天冬　麦冬　生地　为丸逍遥散煎湯送下
大補丸　治男子脚腎不足
韭子　菟絲子　毅仁　山甲　射香
麦門冬湯元戎　治勞氣欲絕
麦冬　甘草　粳米　大枣　竹葉　加人参更妙不能入口用綿浸滴入口中
二至丸　治虚損百病
女珍子　旱蓮艸　一方有桑椹
潤神散良方　治勞瘵寒熱口乾咽燥自汗疲倦煩躁
人参　黄芪　麦冬　炙艸　吉梗　淡竹葉

蟲門

甘草粉蜜湯（匱金）　蚘虫之為病令人吐涎心痛發作有時毒藥不止者

甘草　白蜜　鉛粉

烏梅丸（匱金）　蚘厥當吐蚘病者靜而復時煩藏寒蚘上入其膈須臾復止得食而嘔

烏梅　細辛　桂枝　人参　附子　川椒

乹姜　黄連　黄柏　當歸　蜜丸

安蚘散　治吐蚘色赤成團而活屬熱者

烏梅　黄連　藿香　川椒　檳榔　胡粉　白礬

理中安蚘丸　蚘動欲吐

人参　白朮　乹姜　茯苓　川椒　烏梅

安胃丸

烏梅丸　青皮　陳皮　白芍　川楝子

化蟲丸（局方）　治腸胃諸蟲

檳榔　使君子　鶴虱　蕪荑　川楝子　白礬　胡粉

秦川剪紅丸　治蟲積為患或噎膈反胃不能食
山稜　蓬朮　雄黃　梹柳　木香　貫仲　栟紅　大黃 乾漆
集效丸　治蟲積四肢常冷
木香　鶴虱　梹柳　訶子　炮姜　蕪荑　烏梅　大黃 附子
萬應丸　治腹中諸虫血積
大黃　黑丑　雷丸　梹柳　木香　沉香
遇仙丹　治膈上痰氣虫積
山稜　蓬朮　沉香　皂角　白丑　茵陳　梹柳
膠艾箱歸湯 千金　治蟲蝕肛門瘙痛
阿膠　艾葉　青葙子　當歸
追蟲丸
黑丑　梹柳　皂角　雷丸　南木香
治寸白蟲方　每月初三前先炙猪肉一塊置口中咀嚼其津勿嚥使虫聞香爭咂却以梹柳細末三錢取東引榴根煎湯調下

妙功丸　治蟲積在内使人多疑善惑或作癲癇

鶴虱　雷丸　熊胆　軽粉　大黄　巴豆　硃砂　赤豆

雀屎　丁香　木香　沉香　乳香　射香　陳皮

潤肺丸　治肺中有虫久嗽不已漸成勞瘵

百部　桑皮　使君子　川楝子　明礬　鶴虱　黄連　甘草

榆仁丸 錢乙　治疳熱瘦悴有虫久服充

榆仁　黄連　取猪胆汁浸透入射香蒸餅為丸

使君子丸　虫積腹痛發熱又治蠱脹

使君子　南星　檳榔　麦芽　芥茶　黄土

雄檳丸　治虫積腹痛胃脘痛

雄黄　檳榔　白礬

甘草瀉心湯 金匱　狐惑狀如傷寒默默欲眠目不得閉起臥不安蝕於上部則聲嗄

方見胸痞門

苦參湯 金匱　蝕於下部則咽乾

蠱

苦參　煎湯熏洗

雄黃熏法（金匱）　蝕於肛者

雄黃　燒烟熏之

治𧏾桃仁湯（活人）　濕𧏾三尸虫蝕人五藏之五味五氣緩則殺人

桃仁　槐角　艾葉　大棗

黃連犀角湯（活人）　狐惑咽乾聲嗄蝕瘡出下部者

黃連　犀角　木香　烏梅

雄黃兌散（千金）　治下部𧏾瘡

雄黃　青葙子　苦參　黃連　桃仁　艾汁為丸綿裹納下部

榧子煎　治寸白蟲化為水

榧子　砂糖水煎每服七粒七服可以除根

發熱門 与六淫門參看

調中湯 治外感發熱又夾食積

只殼 吉梗 陳皮 甘草 藿香 半夏 羌活 白芷

川芎 麻黄 桂枝 蒼朮 砂仁 生姜 白芍

當歸補血湯 治血虛發熱脉空而大

黄芪 當歸

參胡三白湯 治汗下後發熱未除虛微少氣口燥

人參 柴胡 白朮 白芍 白茯苓 姜棗

參胡芍葯湯 治餘熱不除

人參 柴胡 白芍 甘草 生姜

麦冬 生地 只殼 知母 黄芩

人參清肌飲 治午前虛熱并治嗽痰自汗及一切血熱虛劳

葛根 赤芍 人參 白朮 茯苓 甘草

半曲 歸身 柴胡 姜棗 黄芩

白术除濕湯　治午後發热或汗後發热畏風肢軟

白木　赤苓　生地　人參　柴胡　骨皮　澤瀉　甘草　知母

加味四物湯　治血虛發熱

四物湯　白术　茯苓　柴胡　丹皮

加味歸脾湯　治抑鬱傷心脾之陰及虛邪誤汗發热不止

歸脾湯　丹皮　山梔　一方换柴胡

加味逍遥散　治肝鬱不舒發热乾欬有似外感者

逍遥散　丹皮　山梔

生地黄連湯　傷寒热入血室热甚神昏者

四物湯　黄連　防風　山梔　黄芩

瀉陰火升陽湯 東垣　飲食傷胃勞倦傷脾脾胃虛則火邪乘之而生大熱

黄芪　炙草　升麻　柴胡　羌活

石羔　黄芩　人參　黄連　蒼术

龍腦雞蘇丸　除煩熱鬱热或欬嗽吐衄或消渴口瘡

銀柴胡　黄耆　人參　蒲黄　木通
生地　阿膠　甘艸　麦冬　薄荷
四物二連湯　治血虛發熱五心煩热而甚於夜
四物湯　胡黄連　川黄連
地骨皮散乙錢　治虛熱潮作
骨皮　黄芩　甘草　柴胡　人參　半夏　知母
地骨皮飲　治陰虛火旺骨蒸發熱日静夜劇者
四物湯　骨皮　丹皮
秦艽散乙錢　治潮熱减食蒸瘦方
秦艽　甘草　薄荷
神驗柴胡散中藏　治骨蒸夜热不過十數日見效
銀柴胡　骨皮
愚魯湯奇效　治虛勞發熱
銀柴胡　人參　姜棗

熱鬱湯丹溪 發熱悉〻不解熱内悉而不能外達

山栀 連翹 黄芩 甘草 薄荷 蔞皮 竹葉 鬱金 麦冬

三黄補血湯 治血虚至夜發熱自

四物湯 生地 丹皮 黄耆 柴胡 升麻

既濟湯 治上熱下寒

竹葉石羔湯 附子

退熱湯 治急勞煩熱口乾憎寒飲食不得

柴胡 龍胆艸 青蒿 知毋 麦冬 甘草

悪寒門

芍藥甘草附子湯 仲景 發汗病不解反悪寒者虛故也

芍藥　甘草　附子

附子湯 仲景 少陰病一二日口中和其背悪寒又治身體痛手足寒脉沉者

附子　人參　白芍　白朮　茯苓

桂枝去芍加附湯 仲景 下後脉促胸滿若微悪寒者

桂枝　甘草　生姜　大棗　附子

黄耆葛根湯 治酒欝肉熱悪寒

黄芪　葛根

甘桔湯 治肺受火尅洒淅悪寒

甘草　吉梗　山梔　黄芩　麦冬　五味子　棗仁

甘草　　白朮　　黄芩　　人参　　乾姜[illegible]

柏枝湯　治脾受火邪泄瀉[illegible]

黄芩　　芍藥

黄耆建中湯　治[illegible]

桂枝　　甘草　　生姜　　大棗　　附子

桂枝去芍加附子湯　[illegible]

附子　　人参　　白朮　　[illegible]

附子湯　[illegible]酒一升[illegible]日三中加[illegible]

乾姜　　甘草　　附子

芍藥甘草附子湯　[illegible]

芍藥門

汗門

津术麋啣湯素問　身熱懈怠身出如浴悪風少氣名曰酒風

津瀉　白术　麋啣草

白术散宣明　飲酒中風則為漏風多汗常不单衣食則汗出甚則身汗悪風衣常濡

白术　防風　牡蠣

桂枝加附子湯仲景　發汗遂漏不止其人悪風小便難四肢微急難以屈伸

桂枝　白芍　甘草　附子　生姜　紅棗

温粉仲景　服大青龍湯汗出多者用此扑之

白术　藁本　川芎　白芷　米粉

當歸六黄湯　治陰虚盗汗能瀉火固表滋陰

當歸　黄芪　黄柏　黄芩　黄連　生地　熟地

柏子仁丸　治陰虚盗汗

柏子仁　白术　人参　麦麸　牡蠣　麻黄根　半夏　五味

牡蠣散　治陽虚自汗

黄耆 浮麦 麻黄根

玉屏風散 衛虛自汗易感風邪

黄耆 防風

寔表散 澹寮 治腠虛冷汗

細辛 五味 附子 從蓉

理氣降痰湯 治痰病自汗

二陳湯 只殼 吉梗 桂枝 貝母 香附

安胃湯 東垣 治飲食汗出

黄連 五味 烏梅 升麻 生草 炙草

封臍法 亦止汗

五倍子 明礬 為末 女人津唾調封臍中一宿即止

黄耆六一湯 局方 治衛虛自汗晝日煩熱

黄耆 甘草

止汗捷徑法

帶露青桑葉　焙乾為末空心米飲下二錢

艾煎茯苓散　別處無汗獨心孔一片有汗心火自旺思有傷飲火蒸只飲故也

茯苓末一錢　艾葉煎湯調下

青蒿煎暄清　治虛勞盜汗

青蒿　人參　麥冬

參苓散良方　睡中汗出

人參　棗仁　茯苓

正氣湯　陰分有火盜汗

知母　黃柏　甘草

朮附湯　自汗身寒寒濕體痛

白朮　附子

參附湯　治脾腎陽虛厥逆自汗

人參　附子

耆附湯　治元陽衰弱虛風自汗

黄耆　附子

人参實衛湯　治瘧自汗不止

人参　黄耆　甘草　白朮　白芍　初時加桂枝 久則加烏梅

調衛湯東垣　濕勝自汗衛虛不任風寒

麦冬　五味　生地　當歸　黄耆　羌活　黄芩

甘草　半夏　豬苓　紅花　蘇木　麻黄根

止汗散乙錢　六陽虛汗上至頂不過胸也

敗蒲扇　炙灰酒調下二錢

黄耆散乙錢　治虛熱盜汗

黄耆　牡蠣　生地

瘧疾門

小柴胡湯仲景　少陽中風往來寒熱胸脇苦痛心煩喜嘔兩耳無所聞目赤

柴胡　黄芩　甘草　人參　半夏　生姜　紅棗

柴胡桂枝湯仲景　發熱微惡寒肢節煩疼微嘔心下支結外証未去者

小柴胡　桂枝湯

柴胡桂姜湯仲景　汗下後胸脇滿小便不利渴而不嘔往來寒熱頭汗心煩

柴胡　桂枝　乾姜　花粉　黄芩　牡蠣　甘草

桂枝白虎湯金匱　温瘧者其脉如平身無寒但熱骨節煩疼時嘔

桂枝　石羔　知母　甘草　粳米

蜀漆散金匱　瘧多寒者名曰牝瘧

蜀漆　龍骨　雲母石

牡蠣湯外台　治牡瘧

牡蠣　蜀漆　甘草　麻黄

柴胡去半加栝蔞湯金匱　治瘧病發渴者治亦勞瘧

柴胡　花粉　黄芩　甘草　人参　生姜　大枣

鱉甲煎丸 金匱　瘧不差結為癥瘕名瘧母

鱉甲　蜂房　鼠婦　蜣螂　䗪虫　茯苓　半夏　厚朴

柴胡　桃仁　赤芍　阿膠　丹皮　葶藶　瞿麦　赤硝

石韋　大黄　乾姜　桂枝　紫葳　射干　人参

清脾飲 嚴和　用治瘧熱多寒少口渴溺赤脈痞

青皮　厚朴　柴胡　茯苓　半夏　甘草

黄芩　白朮　草果　生姜　紅棗

桂枝黄芩湯 古潔　治瘧和法中兼解表熱

桂枝　黄芩　人参　一　柴胡　石羔　半夏　甘草　知母

人参柴胡飲子 和子　治瘧和法中兼攻裡之法

人参　柴胡　當歸　甘草　芍药　黄芩　大黄

柴朴湯　治瘧起於暑濕及食滯者宜之

柴胡　厚朴　陳皮　半夏　茯苓　甘草

藿香　前胡　黄芩　獨活　蒼朮

祛瘧散　喻云表裡之邪已透中虛氣弱者可用

異功散　草果　砂仁　黄耆　五味　烏梅

二朮柴葛湯　治諸瘧必用之劑

蒼朮　白朮　柴胡　葛根　陳皮　甘草

柴苓湯治人　治瘧熱多寒少口燥心煩少睡

小柴胡湯　五苓散

半夏散　痰瘧熱多寒少頭痛額角并胸前肌肉瞤動食入即吐面色帶赤

藿香　半夏　羌活　川芎　牽牛

露姜飲　治脾胃痰瘧久而不止

生姜　人参　水煎露一宿飲之

二十四味斷瘧飲　治久瘧瘧母邪氣散漫表裡俱亂廣其法以求之

人参　白朮　蒼朮　茯苓　甘草　半夏　陳皮　青皮

荊芥　白芷　葛根　柴胡　黄芩　常山　草果　良姜

川芎　只殻　桂枝　知母　烏梅　杏仁　紫蘇　檳榔

桂枝羌活湯 古潔　治瘧處暑前頭痛項強脉浮悪風自汗

桂枝　羌活　防風　甘草　嘔者加半夏

麻黄羌活湯 潔古　治瘧病頭項強痛脉浮悪風無汗

麻黄　羌活　防風　甘草　嘔者加半夏

麻黄桂枝湯 古潔　瘧如前証而夜發者

麻黄　桂枝　黄芩　甘草　桃仁

桂枝石羔湯 古潔　瘧無他証隔日發先寒後熱〻多寒少

桂枝　石羔　知母　甘草

桂枝芍薬湯 古潔　治瘧寒熱大作寒則戰慄熱次汗泄者

桂枝　芍薬　黄耆　知母　石羔

四獸飲　治瘧疾胃虚中挾痰食

六君子　烏梅　草果　姜棗

何首烏散　治瘧積滯去後寒熱不止至夜尤甚

首烏　甘草　青皮　陳皮　生姜　紅棗　水煎露一宿

七寶飲簡易　治一切寒瘧久而不止

常山　檳榔　甘草　草果　生姜　青皮　厚朴　陳皮

常山散　治瘧發晡時至夜熱不止脉寒邪盛者

常山　當歸　鱉甲　生姜　黑豆　甘草　青皮　檳榔

常山飲局方　痎瘧久而不止

常山　知母　貝母　檳榔　烏梅　草果　姜棗

瘧母丸　治瘧痞結於左脇硬痛

鱉甲　青皮　桃仁　香附　麦芽

山稜　蓬朮　蛤粉　紅花　神曲

芎歸鱉甲湯　治勞瘧表裡已虛或已暫止遇勞復作

川芎　當歸　鱉甲　茯苓　白芍　陳皮

半夏　烏梅　生姜　大棗　一方多青皮

不二飲　瘧在陽分三四發後人壯可截者水酒合煎露一宿服之

柴胡　黄芩　甘草　青皮　知母　白芍　檳榔　常山

驅瘧散局方　治瘧疾熱少寒多自汗肢冷脈弦遲者

前胡　吉更　厚朴　柴胡　半夏　桂心

黄芪　乾葛　甘草　生姜　紅棗

香薷湯　治癉瘧煩渴但熱不寒之瘧責其因於暑也

香薷　厚朴　扁豆　茯神　甘草

柴平湯　治濕瘧和解表裡健脾利濕

小柴胡　平胃散

黄耆鱉甲湯

黄耆　鱉甲　首烏　陳皮

柴胡養陰湯

柴胡　當歸　知母　陳皮

神朮散太無 治溫瘧嵐瘴時氣

蒼朮 厚朴 陳皮 甘草 菖蒲 藿香

交加飲子寶鑑 治疾食瘴氣盍寒并瘧

肉荳 艸荳 厚朴 甘草 生姜 皆半生半炒

人參養胃湯局方 治盍瘧食瘧又治痞滿

參苓平胃散 半夏 藿香 艸果仁 烏梅肉 姜棗

加味四君子湯東垣 久瘧不止熱多寒少

人參 白朮 茯苓 柴胡 薄荷 黃芩 甘草

瘧痞方 小兒瘧疾脇下生有痞塊

四物湯去歸 陳皮 黃芩 半夏 甘草 生姜 醋煎調下鱉甲末甚效

鱉甲飲子嚴氏 治久瘧不愈中有結癖名瘧母

鱉甲 甘草 陳皮 黃耆 白朮 川芎 白芍

艸果 檳榔 厚朴 烏梅 生姜 大棗

茵陳丸外台 時氣毒氣瘧痢汗吐下三法兼行

茵蔯　鱉甲　大黄　芒硝　杏仁　常山　巴豆　山梔　豆豉

清瘧飲薛生白　治溫瘧痺瘧

青蒿　黄芩　鱉甲　知母　丹皮　蜀漆　花粉

參胡溫胆湯　治寒熱而嘔痞悶

溫胆湯　人參　柴胡

小柴胡只吉湯見　治寒熱胸痞

小柴胡　只殼　吉梗

百合病

百合知母湯金匱　百合病發汗後者

百合　知母

百合滑石代赭湯　百合病下之後者

百合　滑石　代赭石

百合雞子湯　百合病吐之後者

百合　雞子黃

百合地黃湯　百合病不經吐下發汗病形如初者

百合　生地汁

百合洗方　百合病一月不解變成渴者

百合　水煎洗身

栝蔞牡蠣散　百合病渴不差者

栝蔞　牡蠣

百合滑石散　百合病變發熱者

百合　滑石

醫方集類 中

醫方集類目中

○欬嗽 五十五方

喘 十一方

○哮 十七方

○肺癰 八方

○肺痿 十一方

○失音 八方

○吐血 二十四方

○衄血 七方

○嘔吐 三十五方

○噦逆 十八方

○嘈雜吞酸 十方

○反胃 十二方

○噎膈 十六方

關格 十一方

○腹痛 二十方

○腹滿 七方

腹脹 二十三方

○積聚 三十四方

痓 二十三方

項背強痛 六方

○脇痛 十一方

已上共八百十八

發斑門 与溫毒门參看

消斑清黛飲 陶節庵 胃爛熱毒入裡發斑

青黛　山梔　黃連　犀角　知母　元參

生地　石羔　柴胡　人參　甘草

犀角大青湯 治斑出太盛大熱心煩狂言悶亂

犀角　大青　元參　升麻　黃連　黃芩　黃柏　山梔　甘草

犀角黑參湯 治發斑毒盛咽痛

犀角　元參　升麻　射干　黃芩　人參　甘草

人參化斑湯 治陽實發斑勢若錦紋

人參白虎湯

升麻元參湯 治熱甚發斑隱隱不透

升麻　元參　乾葛　甘草

黑膏 活人 療溫毒發斑

豆豉　生地　猪膏　雄黃　射香

大青湯　治熱毒發斑

石羔　知母　甘草　荊芥　生地　木通　竹葉　大青 元參

大青四物湯 治人時病熱不除發斑者

大青　阿膠　豆豉　甘草

化斑湯 治人時病熱甚發斑

白虎湯　人參　玉竹

犀角消毒飲子　治發斑或口瘡由於血中熱甚也

犀角　防風　荊芥　牛蒡　甘草

消風百解散　治風熱不散攢於皮膚而為斑

防風　荊芥　白芷　羌活　陳皮　川芎

蟬衣　蒼朮　柴胡　甘草　生姜　葱白

大建中湯　吐下後陽虛餘邪隱隱見於肌表其色淡紅而不顯

附子　肉桂　當歸　白芍　人參　黃耆　半夏　甘草

發疹門

消風散　治風熱發疹頭痛目昏

羌活　防風　荊芥　川芎　厚朴　人参

茯苓　陳皮　甘草　僵蚕　蟬衣　藿香

清熱透肌湯　治麻疹未透熱甚而欬

防風　杏仁　牛蒡　乾葛　甘草　前胡　荊芥　元参　石羔

葛根解肌湯　治麻疹初起發熱欬嗽或作涼作熱

葛根　牛蒡　赤芍　前胡　荊芥　甘草　蟬衣　木通　連翹

涼血飲子　治麻疹火毒盛紫赤而黯

生地　黄連　黄芩　紅花　丹皮　赤芍　元参　木通　連翹

甘桔湯　治麻疹咽痛口舌生瘡

甘草　牛蒡　荊芥　吉更　麦冬　元参　山豆根

石斛清胃散　治麻後嘔吐胃虚不食熱滞

石斛　只殻　茯苓　扁豆　丹皮　甘草　赤芍　陳皮　藿香

門冬甘露飲　治痲後熱甚而渴

麦冬　花粉　元参　甘草　燈心　連翹　黄芩　竹葉

除熱清肺湯　治痲疹已透而壯熱欬嗽大便秘結

生地　麦冬　貝母　石羔　赤芍　甘草　花粉　元参

射干消毒湯　治痲疹欬嗽聲啞咽喉腫痛

射干　牛蒡　連翹　甘草　元参　荊芥

清咽滋肺湯　治痲後餘熱欬嗽聲啞

元参　貝母　花粉　牛蒡　甘草　玉竹

麦冬　荊芥　馬兜鈴　桔梗　繆仲淳去馬兜鈴加薄荷

雙和湯　治痲後虛羸

黄耆　熟地　白芍　川芎　當歸　肉桂　甘草　姜棗

大連翹飲　治痲疹餘熱或夾温熱又治水痘又利小便

連翹　山梔　黄芩　滑石　防風　柴胡　甘草

荊芥　當歸　蟬衣　赤芍　木通　瞿麦　車前

柴胡清熱散　治痲疹漸收餘熱不退

柴胡　黄芩　生地　赤芍　麦冬　骨皮　知母　甘草

鼠粘子湯治人　疹出未透熱氣上攻咽痛目赤

牛蒡　防風　荊芥　甘草

如聖飲治人　痘疹不快熱毒上攻咽喉腫痛

牛蒡　防風　荊芥　甘草　吉梗　麦冬　竹葉

防風湯　治斑疹出不快

防風　荊芥　牛蒡　只壳　骨皮　黄芪　赤芍

消風散　風熱外幷皮膚搔痒不能忍

蝉衣　薄荷

羌活湯　痘疹未报點時熱甚不發頭痛腹脹

羌活　防風　荊芥　紫蘇　川芎　赤芍

只壳　山查　木通　甘草　葱白　生姜

消毒飲子　痘疹熱毒發疔咽痛便秘

犀角　牛蒡　防風　荊芥　連翹　甘草　忍冬

白螺散　治痘濕不收

白螺螄殼　陳土牆內者煅研為末摻於濕處

眩暈門

小半夏加茯苓湯 金匱 卒嘔吐心下痞膈間有水眩悸者

半夏 生姜 茯苓

薄荷白檀湯 河間 治風壅頭目眩暈鼻塞神煩消風化痰清頭目

薄荷 白檀香 荊芥 花粉 甘草 白芷 砂仁 塩

菊葉湯 河間 治一切風頭目昏眩嘔吐面目浮腫

菊花葉 羌活 獨活 旋覆 牛蒡 甘草 生姜

川芎散 河間 治風熱上衝頭目眩熱腫及胸中不利

川芎 黑梔

正元散 秘旨 陰火上衝則頭面赤熱眩暈惡心濁氣逆滿則胸脇刺痛臍腹脹急

人參 川烏製 白朮 陳皮製 茯苓 肉桂製 甘草 烏藥製 黄耆 川芎炙 山藥 乾姜炙

茸珠丹 治腎虛火炎頭痛必先眼黑頭旋

鹿茸 硃砂 草烏 黄葯子 瞿麦穗

半夏蒼朮湯 目濇頭疼眩暈胸中有痰兀兀欲吐煖室則微汗泌減見風又作 即柴胡半夏湯

半夏　蒼术　升麻　柴胡　藁本　神曲　生姜　茯苓　甘草

大三五七散 治頭風眩暈口喎目斜耳聾及八風五痺

天雄　乾姜　防風　山茰　茯苓　細辛　局方去天雄用附子

小三五七散

天雄　山茰　薯蕷

半夏天麻白朮湯 東垣 治痰厥目眩頭痛

半夏　天麻　白朮　人参　黄耆　橘皮　川柏

乾姜　茯苓　澤瀉　麦芽　蒼朮　神曲

十味導痰湯 湿痰上盛頭目不清

導痰湯　羌活　天麻　全蝎　雄黄

加味導痰湯 治湿热痰飲上甚眩暈痰窒奇证

導痰湯　人参　白朮　黄連　黄芩

栝蔞　吉梗　大棗　姜汁　竹瀝

鹿茸腎氣丸 治眩暈屬腎氣衰弱不能納氣歸元

六味丸　鹿茸　菟絲　石斛　巴戟　龜板

益氣補腎湯　治氣虛眩暈

四君子　黄耆　山藥　山萸

頭痛門

川芎茶調散局方　風熱上攻正偏頭痛目昏鼻塞为散清茶調下

川芎　荊芥　防風　細辛　白芷　薄荷　甘草　羌活

菊花茶調散　治同上

川芎茶調散　菊花　僵蚕

茶酒調散秘方　諸風痰壅目濇昏眩頭痛心憒煩熱皮膚痛痒

石羔　甘菊　細辛　香附　茶酒調下

大川芎丸宣明　新沐中風則為首風頭面多汗惡風頭痛不可以出户

川芎　天麻　为丸茶酒調下

石膏散宣明　風入係頭則為目風眼寒頭痛鼻塞目痛淚出

石羔　川芎　甘菊　葱白　为散茶酒調下

點頭散　治偏正頭痛

川芎　香附　为散食後茶調下

香芎散中藏　治一切頭風

香附子　川芎　甘草　石膏　為散荊芥湯茶調下

荊芥散 一名舉卿古拜散中藏　治頭風血風明目去風神效

荊芥　菊花　川芎　白朮　為散食後茶調下

神聖散 明宣　風氣循風府而上則為腦風項背怯寒腦户極冷

全蝎　藿香　細辛　麻黃

天南星丸 明宣　頭痛數載不已所犯大寒內至骨髓故令頭痛齒痛名曰厥逆

南星　硫黃　石膏　硝石

連鬚葱白湯　傷寒發汗〻未出頭痛如破者

葱白　生姜

葛根葱白湯　服葱白湯而頭痛未止者宜此

葛根　葱白　川芎　赤芍　知母　生姜

選奇湯　治風火相煽頭痛連及眉棱骨痛或鼻涕目疼

羌活　防風　甘草　酒炒黃芩

川芎神功散　風熱上攻偏正頭痛頭面皆眩

川芎　甘草　川乌　白芷　南星　麻黄

清空膏 東垣　風痰湿熱上攻兩偏頭痛

川芎　甘草　柴胡　黄芩　黄連　羌活　防風　茶調服

玉壺丸 局方　風痰頭痛胸滿食不下欬嗽嘔痰

半夏　南星　天麻　白礬

玉真丸 本事　治腎厥頭痛四肢逆冷

硫黄　硝石　石羔　半夏

石羔散　治痰火頭痛

黄芩　石羔　白芷　川芎

芎辛散　治寒湿頭痛

細辛　蒼术　甘草　乾姜　川芎

芎辛散 三因　治寒厥頭痛

乾姜　生姜　川乌　附子　南星

川芎　細辛　芽茶　甘草　或加葱白或加童便或加黄連

芎辛湯　治热厥頭痛

川芎　細辛　生姜　白芷　芽茶　甘草

羌活附子湯　治大寒犯脳厥逆頭痛齒亦痛

羌活　附子　麻黄　黄芪　升麻　甘草

白芷　蒼朮　防風　僵蚕　黄柏

山牛湯　治黴瘡頭痛不止

土茯苓　忍冬　天麻　防風　元参　辛夷　川芎　芽茶　黑豆

大追風散、治一切頭風攻注属虛寒者

石羔　僵蚕　川烏　川芎　全蝎　地龍

天麻　荊芥　南星　羌活　防風　甘草

頭風摩散 金匱　治大寒犯脳頭痛

附子　塩　為散以方寸匕摩痛處

宝鑑石羔散　治風熱頭痛

首烏　麻黄　石羔　葛根

順氣和中湯 治氣虛頭痛

補中益湯湯 白芍 川芎 蔓荊子 細辛

加味四物湯 治血虛頭痛

四物湯 甘菊花 蔓荊子

生熟地黃丸 治肝虛頭痛

生地 熟地 天麻 茯苓 川芎 當歸

白芍 黑豆 骨皮 石斛 元參

祛風清上散 統百 治風熱上攻

防風 羌活 黃芩 甘草 荊芥 白芷 柴胡 川芎

徹清膏 散風熱止頭痛

蔓荊 細辛 薄荷 川芎 藁本 甘草

川芎散 治頭風鬱熱

川芎 蔓荊子 青黛 鬱金 芒硝

石羔 細辛根 薄荷 紅豆 為末搐鼻內

頭痛

清震湯垣東 治内鬱疾火外來風熱故頭痛而起核或腦響如雷鳴名曰雷頭風

升麻 蒼朮 荷葉

清上導下湯彙補 治雷頭風

半夏 大黃 天麻 黃芩 薄荷 甘草

菊花散 治風熱上攻頭疼不止

菊花 旋覆 防風 枳殼 羌活 蔓荊 石羔 甘草

面部門

鼠粘子散　治面上風痒

牛蒡　連翹　荊芥　防風　只殼　吉梗

蔓荊　白蒺　蟬衣　當歸　厚朴

知母湯本事　治遊風攻頭面或四肢作腫塊

知母　麻黃　黃耆　甘草　羌活　只殼　牛蒡

犀角升麻湯本事　風熱頭面腫痛頰上如糊或咽喉不利

升麻　防風　犀角　羌活　白芷　黃芩　炙草　白附子

目疾門

磁朱丸千金　治神水寬大漸散光彩不收及内障

磁石　朱砂

明目地黄丸　肝腎虚風邪所乘热氣上攻翳膜遮睛羞明多淚

生地　熟地　牛膝　石斛　杏仁　防風　只壳

夏枯草散　治肝虚目珠痛至夜尤劇

夏枯草　香附　甘草　芽茶

洗肝散局方　治風熱上攻眼暴赤腫痛

薄荷　羌活　防風　當歸　甘草　山梔　川芎　大黄

酒煎散　治暴露赤眼生翳

生草　防風　防巳　归身　赤芍　甘菊　牛蒡　荆芥

密蒙花散　治眥淚昏暗

密蒙花　白蒺　甘菊　木賊　白芍　石决明　甘草　羌活

通肝散　治風热翳障

山梔　白蒺　羌活　荊芥　當歸　牛蒡　甘草

白蒺藜散　治肝腎虛熱生風赤濇多淚

白蒺　蔓荊　連翹　草决明　菊花　甘草　青葙子

神消散　治黃膜上衝

蛇蛻　蟬衣　穀精　木賊　甘草　蒼术　黃芩

蛤粉丸　治雀目日落後不見物

蛤粉　黃蠟　納豬肝中煑熟食之并患目

益氣聰明湯東垣　治氣虛目暗生翳及耳聾耳鳴

蔓荊　升麻　葛根　人參　黃耆　黃柏　白芍　炙草

神效黃耆湯東垣　治氣虛耳目不明

人參　黃耆　炙草　白芍　橘皮　蔓荊

冲和養胃湯　治風熱目患空中有黑花神水變淡綠色次變淡白漸成內障

補中益氣去陳皮　羌活　防風　黃連　白芍　五味子　生姜

萬壽地芝丸　目能遠視不能近視

天冬　生地　甘菊　只壳　医通加熟地麦冬杞子山萸歸身五味

定志丸　治目能近視不能遠視

人參　遠志　菖蒲　硃砂　茯神　医通加黃耆肉桂

景駐丸局方　治肝腎虛眼黑昏花或迎風流淚

熟地　車前　菟絲　医通加當歸杞子五味楮實椒紅

烏龍丸　治目昏流淚　一名真人明目丸

生地　熟地　川椒

杞菊地黃丸　治肝腎虛目花

六味丸　枸杞子　甘菊花

四神丸　精髓生則火自退陰液充則目自明

杞子 一分川椒製 一分青鹽製 一分茴香製 一分芝麻製　當歸　甘菊　熟地　茯苓　女貞　目有赤脉加白蒺藜

散熱飲子　治眼赤暴腫

防風　羌活　黃芩　黃連

地黃湯　治眼久病昏澁因發而久不愈

目疾

地黄　當歸　人参　黄連　防風　茯神　羌活　黄芩

羚羊角散保命　治氷翳久不去者

羚羊角　升麻　細辛　甘草

當歸湯宣明　風氣与陽明入胃循脉而上至目内眥人瘦則外泄而寒為寒中泣出

當歸　官桂　白朮　甘草　白芍　細辛

陳皮　人参　乾姜　茯苓　川芎

石斛夜光丸　治神氷散大昏如霧露眼前黒花視岐内障

石斛　人参　生地　熟地　天冬　麦冬　茯苓　防風

草决明　黄連　羚羊角　犀角　川芎　炙艸　只殼　青葙

五味　從蓉　牛膝　白蒺　兎絲　菊花　山葯　杏仁

枸杞　蚕丸

耳病門

四生散　治腎風上攻耳中鳴痒或目痒昏花

白附子　黃耆　白蒺藜　獨活　为散以二钱納猪腎中煨熟食之

犀角飲子　治風热上壅耳内焮腫脹痛流膿

犀角　木通　菖蒲　赤芍　元参　甘菊　赤小豆　甘草　生姜

梔子清肝散　治寒热脇痛耳内作痒生瘡

山梔　柴胡　丹皮　川芎　白芍　茯苓　牛蒡　當歸　甘草

清神散　治風热上攻於耳

甘菊　羌活　荊芥　木通　川芎

防風　木香　菖蒲　僵蚕　甘草

益腎散　治腎虚耳鳴耳聾

磁石　巴戟　沉香　菖蒲　川椒　葱白　塩　納猪腎中煨熟食之

左慈丸　治腎虚耳聾

六味丸　磁石　柴胡

鼈甲丸本事 治勞嗽盜汗鼻流清涕耳作蟬鳴眼見黑花

鼈甲 五味子 地骨皮

蠟彈丸三因 治耳盜聾

茯苓 山藥 杏仁 黃蠟 為丸鹽湯嚥下

桃紅散 治耳疾

乾胭脂 白礬 為末摻之

鼻病門

辛夷散 嚴氏 肺經濕熱上蒸於腦入鼻而生瘜肉

辛夷 藁本 防風 白芷 升麻

木通 川芎 細辛 甘草 為末茶調服

蒼耳子散 陳無擇 胆經濕熱上蒸於腦則鼻流濁涕名曰鼻淵

蒼耳子 薄荷 辛夷 白芷

冲和湯 風濕上蒸鼻塞聲重

蒼朮 荊芥 甘草

麗澤通氣湯 治久風鼻塞

防風 獨活 羌活 升麻 葛根 甘草 生姜

蒼朮 川椒 黄耆 葱白 大棗 麻黄 白芷

芎藭湯 治鼻齆

麻黄 梹榔 桂心 川芎 木香 甘草 川椒

白芷 菖蒲 防己 細辛 木通 蘇葉

防風湯 宣明 治鼻淵

防風　川芎　人参　麦冬　黄芩　甘草

細辛湯 本事 治肺壅寒不調鼻塞多涕或咽中有涎而喘或項強筋急而痛

細辛　半曲　茯苓　吉梗　桂枝　甘草

防風湯 宣明 統治鼻病在標者

防風　川芎　牛蒡　吉梗　黄芩　甘草

清肺散 秘方 治鼻中作痒清晨打嚏至午方住明日亦然

鳳皇殼　燈心　桑皮　辛夷　甘草　吉梗　茯苓

肺風丸 全躰治世方 治面鼻風瘡及皷皰

細辛　旋覆　羌活　苦参　晩蚕蛾　飯丸茶酒下五十九

加味四物湯 治鼻齄

四物湯　陳皮　紅花　酒芩　蒼耳　酒　五霊脂

荊芥散 治肺風酒皶鼻赤疱

荊芥　防風　杏仁　白蒺　僵蚕　炙草　為散茶調二錢

口病門

清胃散（方局） 治口舌生瘡齦痛牙宣

升麻　黃連　當歸　生地　丹皮

瀉黃散（方局） 治胃火口瘡脾熱弄舌

甘草　防風　石羔　山梔　藿香

瀉黃散（錢乙） 治胃火口瘡

升麻　防風　白芷　黃芩　半夏　石斛　甘草　吉梗

當歸散 治口舌生瘡牙斷發毒大便秘結

當歸　甘草　赤芍　川芎　大黃

導赤散 治心熱口中氣溫舌碎口糜小便淋痛

生地　木通　甘草梢　竹葉

柴胡骨皮湯（宣） 治膀胱移熱於小腸上為口糜

柴胡　骨皮

赴筵散（河間） 治口瘡不已

蜜陀僧　黄柏　青黛　為末掺瘡上不過二三日即愈

燒肝散沖蔵　治久年不差心勞口瘡

銀柴胡　白朮　芍藥　丹皮　蒼朮　人参　黒附　石斛

為末取猪肝切片掺藥末在上荷葉包裹外以湿帋包慢火煨熟食之

蘭草湯素門　口甘名曰脾癉

省頭草

益胆湯宣明　口苦名曰胆癉

黄芩　甘草　人参　官桂　苦参　茯神

玉芝飲子外科精義　治膈熱口瘡或咽喉作痛

石羔　甘草　山梔子　藿香

元参丸兒僧居泰傳　治口瘡連年不愈者

元参　天冬　麦冬

神功丸東垣　治多食肉人口臭不可近或牙齒疳蝕

清胃散去丹皮　藿香　佩蘭　木香　砂仁　甘草

蓬砂散　治口瘡

蓬砂　青黛　薄荷　石羔　爲散傅之

柳華散　治熱毒口瘡

黄柏　蒲黄　青黛　人中白　为末摻之

唇病門

消風散 宝鑑 治受風唇動

僵蚕 羌活 防風 荊芥 藿香 茯苓

川芎 陳皮 厚朴 蝉衣 甘草 為散茶調下

薏苡仁湯 治唇腫

防已 赤小豆 苡仁 甘草

清脾湯 三因 治思慮過多蘊熱於脾口乾唇燥瀋裂無色

黄耆 白芷 升麻 甘草 人參 半夏

羌活散 三因 治風温入脾致唇口瞤動

茯苓 羌活 苡仁

青灰散 三因 治唇緊燥裂生瘡

青布袋 燒灰以猪脂調傅之

齒病門

清胃散　治齒痛

丹皮　山梔　生地　知母　黄芩

升麻　甘草　葛根　石羔　元参

獨活散　治風牙吸風痛甚走注不定

獨活　羌活　防風　川芎　細辛　薄荷　生地　荆芥

茵蔯散　治齒齦赤腫疼痛及骨槽風熱

茵陳　連翹　荆芥　麻黄　升麻　羌活

薄荷　僵蚕　細辛　大黄　牽牛

化痰湯　治痰熱毒氣攻注齒痛

貝母　只實　黄芩　黄連　花粉　吉梗　元参　升麻　甘草

玉池散 三因　治風蚛牙疼腫痒動揺

骨皮　白芷　升麻　防風　細辛　川芎

槐花　當歸　藁本　甘草　為末用一字擦牙外用金沸草散漱口

細辛散　治風蛀牙䘌 為末擦牙

荊芥　細辛　砂仁　白芷　川椒　痽風　牙皂　畢撥

綠袍散　治牙疳口瘡用此敷之

青黛　黃柏　甘草

地黃丸　固齒益腎

生地　杞子　山萸　人參　茯苓　蜜　酥　熬為丸

地黃散 中藏　牢牙去齒病 為末擦牙

熟地　牙皂　生姜　升麻　旱蓮　槐角　細辛　荷葉

立效散 直指　治牙痛不可忍痛連頭腦項背微惡寒飲大惡熱飲

防風　升麻　炙草　細辛　龍胆草

舌病門

元參湯 本事 治脾經瘟熱木舌腫脹

元參　升麻　大黃　犀角　甘草

杏粉散 本事 治膈上熱極口舌生瘡

杏仁　膩粉　臨卧細嚼令涎出則吐之用温湯漱口

升麻前胡湯 三因 治心脾壅熱上攻舌上生瘡舌本腫硬

升麻　前胡　山梔　木通　石羔　大青　杏仁　赤芍　黃芩

黑子散 三因 治舌忽腫硬

釜底煤　研細以醋調傅舌下若脫去更傅

薄荷蜜 三因 治舌上白苔乾澁語言不便

薄荷自然汁　白蜜調和傅之

文蛤散 三因 治舌蹇舌上出血如泉

五倍子　白膠香　牡蠣　為末摻之

冰柏丸 治口舌生瘡或舌腫硬

水片　黄柏　薄荷　硼砂　蜜丸含之

地龍漿聖惠　治重舌木舌

蚯蚓一条以盐化水點之

伏龍肝散聖惠　治木舌腫硬

伏龍肝末　牛蒡子搗汁調塗之

硼砂散普濟　治重舌

硼砂末　生薑片蘸揩少頃即消

蒲黄散金匱　治重舌木舌舌脹滿口舌上出血

蒲黄末摻之

五靈脂散經驗　治重舌

五靈脂末　米醋煎滾候溫漱口勿嚥下頻漱

咽喉門

甘草湯 仲景 少陰病二三日咽中痛者

甘草

吉梗湯 仲景 咽痛服甘草湯不差者

吉梗

半夏散及湯 仲景 少陰病咽中痛能嚥者用散不能嚥者用湯

半夏 桂枝 甘草

苦酒湯 仲景 少陰病咽中傷生瘡不能言語聲不出者

苦酒 雞子清 半夏

猪膚湯 仲景 少陰病下利咽痛胸滿心煩者

猪膚 花粉 白蜜

玉屑無憂散 三因 治喉風喉痺咽中痛口舌生瘡又治諸骨哽

茯苓 山豆根 元参 寒水石 甘草 硼砂

滑石 荊芥 貫仲 黄連 砂仁 為散新汲水下一錢

利鬲散 本事 治脾肺有熱咽喉生瘡

元參 甘草 荊芥 薄荷 牛蒡 防風 吉梗 原方用人參

元參散 本事 治懸癰腫痛不可食

元參 升麻 射干 大黄 甘草

吉梗湯 統治咽喉諸病

吉梗 木通 元參 升麻 黄芩 犀角 甘草 牛蒡

雄黄解毒丸 三因 治喉風喉痺卒然倒仆失音不語牙関緊急不省人事

雄黄 鬱金 巴霜 醋為丸清茶下七丸 彙補加僵蚕芒硝

清熱化痰丸 治痰火咽痛

貝母 花粉 只壳 黄芩 黄連 吉梗 元參 甘草

啟關散 眭濟 治懸壅喉痛由風熱上壅也

牛蒡 甘草

消毒飲 活人 治咽痛涼膈去痰

牛蒡 甘草 荊芥

如聖湯局方　治痰熱利咽喉兼嗽吐血肺痿氣促

牛蒡　甘草　麦冬　吉梗

哽咽方中藏　治百物哽咽欲死急救方

茯苓　貫仲　甘草　等分為散米飲調服一錢

元參升麻湯　治風火涂肺循絡而為喉痺王晉三云緩治則傷人

元參　升麻　僵蚕　連翹　牛蒡　防風

甘草　吉梗　黄芩　黄連　繆仲淳治喉痺去芩連加貝母花粉生地竹葉

玉鑰匙　風熱客於喉間氣鬱為熱咽喉腫痛

馬牙硝　僵蚕　硼砂　氷片

硼砂丹　治纏喉風風熱喉痺

硼砂　白礬　牛黄　人爪甲　為末白梅肉研糊為丸噙化取涌頑痰

欬嗽門

桂苓五味甘草湯 金匱 欬逆多唾口燥氣從少腹上衝胸咽

桂枝　茯苓　五味子　甘草

苓甘五味姜辛湯 金匱 衝氣即低而反更欬胸滿者

茯苓　甘草　五味　乾姜　細辛 嘔加 半夏 面腫 杏仁 面熱 大黄

麦門冬湯 金匱 火逆上氣咽喉不利止逆下氣

麦冬　半夏　人参　甘草　粳米　大棗

厚朴麻黄湯 金匱 治欬而脉浮者

厚朴　麻黄　杏仁　石羔　半夏　乾姜　細辛　小麦 五味

澤漆湯 金匱 治欬而脉沉者

澤漆　白前　紫参　半夏　桂枝　甘草　人参　黄芩 生姜

射干麻黄湯 金匱 欬而上氣喉中如水雞聲

射干　麻黄　紫菀　細辛　半夏　款冬　五味　姜棗

瀉白散 乙錢 治肺熱欬嗽手足心熱

桑皮　骨皮　甘草　粳米

加味瀉白散　肺火喘嗽

桑皮　骨皮　甘草　粳米　人參　茯苓　知母　黄芩

加減瀉白散　肺熱欬嗽

桑皮　骨皮　甘草　吉梗　青皮　陳皮　知母　黄芩

紫蘇子散乙錢　欬逆上氣内夾風冷傷於肺氣

蘇子　訶子　菔子　杏仁　木香　人參　青皮　甘草

録驗橘皮湯　治風寒欬嗽喉中雞聲上氣不下頭

橘皮　杏仁　麻黄　桂枝　甘草　黄芩　紫菀　當歸

温肺湯　治肺胃虛寒欬嗽嘔逆大便不實

人參　甘草　半夏　桂枝　乾姜　鍾乳　木香　橘皮

半夏温肺湯　治寒痰欬嗽心下汪洋胃氣虛寒

半夏　人參　桂枝　乾姜　甘草　陳皮

茯苓　吉梗　白芍　細辛　旋覆

參蘇溫肺湯　治肺受風寒欬嗽

桑皮　人參　甘草　桂枝　乾姜　半夏

木香　茯苓　五味　陳皮　紫蘇　白朮

寧嗽化痰湯　治客邪傷肺久嗽不止

半夏　陳皮　茯苓　甘草　紫蘇　只殼

吉梗　杏仁　前胡　桑皮　麻黄　葛根

紫菀膏　治肺熱欬嗽肌膚灼熱面赤如醉

紫菀　欵冬　桑皮　通草　枇杷葉　杏仁　大黄

粉黛散　痰火入肺肺氣上逆咳而不卧面浮氣促

真蚌粉　青黛　蘿蔔汁　麻油

防已丸 河間　治肺不足咳嗽久不已者潤氣血化痰涎

防已　杏仁　木香　為丸 桑皮湯下

杏仁蔔子丸 溪丹　治痰氣不順欬嗽

杏仁　萊菔子

欬嗽

桑白皮散　治風熱在肺、氣不清而咳嗽

桑皮　川芎　吉梗　防風　前胡　黄芩

薄荷　紫蘇　赤苓　只壳　甘草　柴胡

紫蘇飲子 發明　治脾肺虚寒痰涎咳嗽

紫蘇　桑皮　青皮　陳皮　人參

五味　麻黄　杏仁　甘草　半夏

玉粉丸 東垣　治痰氣咳嗽

半曲　南星　陳皮　姜汁為丸

海粉丸　治痰火咳嗽

海蛤粉　瓜蔞實　杏仁　陳皮　紫蘇

白术　土貝　木香　紫菀　蜜丸

海蛤丸　治痰火咳嗽而兼陰虚者

海蛤壳　浮石　天冬　瓜蔞霜　吉梗　香附

陳皮　風化硝　竹瀝　姜汁　蜜為丸

欬嗽

清鎮湯 河間 治熱嗽

小柴胡湯 倍人參 加青黛

清化丸 丹溪 治肺鬱熱痰欬嗽卧不得安

川貝 杏仁 青黛

清金丹 回春 治嗽

杏仁 牡蠣 青黛 梨

橄欖丸 得效 治熱嗽

百藥煎 烏藥 甘草 石羔

蘇子煎 治上氣欬嗽

蘇子 杏仁 姜汁 地黃汁 白蜜

利金湯 治肺燥而欬嗽不利

甘草 吉梗 貝母 陳皮 只殻 茯苓 白蜜

人參瀉肺湯 治肺經積熱上氣欬嗽胸悶痰多大便濇

人參 黃芩 山梔 枳殻 連翹 甘草

薄荷　大黄　桑皮　杏仁　吉梗

玉竹飲子 石頑　治痰火欬嗽痰涎壅盛欬逆喘滿

玉竹　茯苓　甘草　吉梗　陳皮　紫菀　川貝　生姜

桑白皮散 醫林　治上焦熱壅欬嗽連聲血腥並氣不得透

桑皮　柴胡　前胡　紫蘇　薄荷　只殼　吉梗　赤苓

欬嗽門

千金補肺湯　治肺胃虛寒欬嗽

麦冬　五味　大棗　乾姜　桂心　款冬　桑皮

補肺湯　治労嗽

紫菀　綿耆　五味　人參　熟地　桑皮

瓊玉膏　治乾欬嗽

人參　茯苓　生地　白蜜　臞仙加沉香琥珀

清金壯水丸 一名八仙長寿丸　治腎藏水虧火蒸熱欬嗽

六味丸　五味子　麦冬

天門冬丸　清金潤燥治肺熱欬嗽痰唾稠粘

天冬　百合　貝母　前胡　半夏　桔梗

桑皮　防己　紫菀　杏仁　茯苓　生地

鳳髓湯 醫鑑　治欬嗽大能潤肺

牛髓　白蜜　胡桃　山薬　杏仁　人參　茯苓

酥蜜煎　潤肺治嗽補虚去風

牛酥　白蜜　杏仁

接命膏　補虚消痰潤肺止嗽其功不能盡述

人乳　梨汁

加味理中湯　治脾肺俱虚欬嗽不已

理中湯　陳皮　半夏　五味　茯苓　細辛

寧肺湯　潤肺止嗽

八珍湯　麦冬　五味　阿膠　桑皮

五味黄芪散 棱苹 治欬嗽咯血成勞眼睛疼痛四肢困倦

人參　麦冬　五味　甘草　桔梗　白芍　生地　黄芪

麦门冬飲

四物湯　知母　黄柏　五味　麦冬　桑皮

四物桔梗湯　治欬嗽不爽乃陰分已虚邪猶鬱於肺也開提法

四物湯　黄柏　桔梗　去黄柏桔梗加黄芩黄連名四物芩連湯

人参芎帰湯

四物去地 生脉去麦 半夏 陳皮 阿膠 細辛 甘草 · 赤苓

人参養肺湯

人参 杏仁 阿膠 貝母 五味 柴胡

吉更 甘草 只壳 桑皮 茯苓 姜枣

鍾乳補肺湯

生脉散 鍾乳 桑皮 肉桂 款冬 紫菀 白石英

加味固本湯 治欬嗽屬火盛水虧而欬嗽痰粘

固本用沙参 款冬 吉梗 紫菀 茯苓 川貝 枇杷霜 甘草

團参飲子 治久嗽肺痿

紫團参 紫菀茸 款冬 烏梅

加減三奇湯參明 治欬嗽上氣痰涎喘促胸膈不利

人参 五味 桑皮 蘇葉 杏仁

甘草 吉梗 青皮 陳皮 半夏

集靈膏　治久嗽氣血俱虚不能送痰外出

固本丸　杞子

二母散　陰火乘肺欬嗽少痰

川貝　知母

清燥救肺湯喻氏　治諸氣膹鬱皆屬於肺々受燥邪而欬嗽

桑葉　枇杷葉　石羔　甘草　麻仁

麦冬　北沙参　杏仁　阿膠

喘門

五味子湯 治人肺虚而喘

五味子 人參 麦冬 杏仁 陳皮 姜棗 一方有生地

五味子湯 河間 胸膈痞悶短氣喘嗽不思飲食用此温中益氣

五味 乾姜 茴香 良姜 陳皮 甘草 食塩

人參定喘湯 欬逆上氣胸滿痞塞欬不出者

人參 五味 麻黄 半夏 甘草 阿膠 桑皮 粟殻 生姜

應夢散 治腎氣頓冤喘促不得卧

人參 胡桃肉連膜

安腎丸 治腎虚水涸氣孤陽浮致喘者

山薬 蒺藜 萆薢 從蓉 茯苓 桃仁

故紙 肉桂 川烏 白朮 巴戟 石斛

都炁丸 治陰虧火乘金位欬嗽氣喘

六味丸 五味子

松花圓 河間 治久嗽勞嗽預於九月間宣利痰涎肺積喘嗽不利

防風 乾姜 菊花 芫花 杞子 甘草 蒼朮 黄精膏 為丸

安神散 河間 治遠年近日喘嗽不已

御米殼 人参 陳皮 甘草 為末 烏梅湯下

寧肺散 河間 一切喘嗽不已諸藥無效世傳驗效

御米殼 烏梅

人参清肺飲 局方 治肺虚喘嗽

人参 阿膠 粟殼 烏梅 知母 杏仁 桑皮 骨皮 甘草

參粟湯 局方 治久嗽

人参 粟殼 款冬花

哮喘門

蘇子降氣湯局方 治風痰喘嗽又治上氣脚痺

蘇子　橘紅　半夏　歸身　前胡　桂枝　厚朴　甘草

定喘湯　治肺受寒邪而有热痰上氣哮喘卧不得下

白果　麻黄　款冬　半夏　桑皮

蘇子　杏仁　黄芩　甘草　生姜　一方有厚朴

三拗湯　治風寒鬱閉肺氣喘促不得息

麻黄　杏仁　甘草

華蓋散　治肺受風寒哮喘欬嗽

桑皮　麻黄　蘇子　杏仁　赤苓　陳皮　甘草

三子養親湯　痰氣上逆肺氣不宣哮喘欬嗽

蘇子　萊菔子　白芥子

鐘乳丸　治冷哮痰喘但有血者勿服

鐘乳石　麻黄　杏仁　甘草

五虎湯　治痰哮用之如神孕人禁用

麻黄　杏仁　細辛　石羔　桑皮　甘草　生姜

九寶湯　治喘嗽經年不愈脉浮起於外感者

麻黄湯　大腹皮　薄荷　橘紅　紫蘇　桑皮

越婢加半湯仲景　欬而上氣此為肺脹其人喘目如脫狀脉浮大者

麻黄　石羔　生姜　甘草　半夏　大棗

小青龍加石羔湯仲景　肺脹欬而上氣煩躁而喘脉浮者心下有水氣

小青龍湯　石羔

麻黄蒼朮湯　治秋冬感寒至夜大喘

麻黄　蒼朮　黄耆　五味　甘草　羌活

柴胡　防風　歸身　黄芩　草豆蔻

分氣紫蘇飲　治痰氣交阻氣喘脇痛

二陳湯去半夏　紫蘇　桑皮　大腹　吉梗　五味　食塩

半夏依姜丸河間　治遠年痰嗽煩喘不止者

半夏　瓜蔞　杏仁　麻黃　款冬　白礬

冷哮丸　治背受寒氣遇冷即發喘嗽胸鬲痞悶倚息不得臥

麻黃　甘草　川烏　款冬　紫菀　杏仁

細辛　川椒　半夏　胆星　白礬　牙皂

盧吸散　治冷哮寒嗽喘促痰清肺熱者忌

鵝管石　肉桂　甘草　川貝　款冬　為末以芦管吸少許嚥化

焚香透膈散　河間　治一切勞嗽壅滯胸鬲

鵝管石　佛耳草　甘草　雄黃　款冬　為末放香炉內焚之開口吸烟

神秘湯　三因　治上氣喘急不得臥

人參　五味　紫蘇　陳皮　桔梗　直指神秘湯加半夏桑皮檳榔甘草

肺癰門

皂莢丸（金匱） 欬逆上氣時〻吐濁但坐不得眠

皂莢

葶藶大棗瀉肺湯（金匱） 肺癰喘不得卧

葶藶　大棗

桔梗湯（金匱） 欬而胸滿時出濁唾腥臭久〻吐膿如米粥

桔梗　甘草

葦莖湯（千金） 欬有微熱煩滿胸中甲錯是為肺癰

葦莖　苡仁　桃仁　冬瓜仁

桔梗湯（濟生） 治肺癰吐膿咽乾

桔梗　防巳　桑皮　貝母　栝蔞　甘草

只殼　當歸　杏仁　苡仁　黄耆　百合

桂枝去芍加皂莢湯（千金） 治肺癰吐涎沫

桂枝　生姜　甘草　大棗　皂莢

十六味吉梗湯 治肺癰寛热吐穢痰

吉梗 五味 甘草 知母 貝母 防已 黄芪 苡仁

杏仁 葶藶 桑皮 枳殼 歸身 骨皮 瓜蔞 百合

葶藶薏苡瀉肺湯 治肺癰初潰吐膿血

甘草 吉梗 苡仁 貝母 忍冬 甘草

黄耆 橘皮 生姜 葶藶 白芨

肺痿門

甘草乾姜湯匱金　肺痿吐涎沫而不欬不渴此為肺中冷

甘草　乾姜

炙甘草湯外台　治肺痿涎唾多心中温、液、者

炙草　人参　桂枝　麦冬　生地　麻仁

阿膠　生姜　大棗　陳酒

生姜甘草湯千金　治肺痿欬唾涎沫不止咽燥而渴

生姜　甘草　人参　大棗

補肺阿膠散錢乙　治肺虚有火欬嗽音燥嗌乾將成肺痿

阿膠　馬兜鈴　牛蒡　甘草　杏仁　糯米

温中生姜湯千金　治肺痿虚寒嘘吸胸滿

生姜　麻黄　桂枝　甘草　陳皮

人参蛤蚧散　治肺痿失音欬吐膿血或面上生瘡

人参　蛤蚧　知母　川貝　桑皮　炙草　茯苓　杏仁

紫菀散　治欬唾有血虚勞肺痿
紫菀茸　生脉散　吉梗　川貝　炙草　阿膠　茯苓
劫勞散局方　治肺痿欬嗽痰中血絲盜汗發熱、過即冷
生地　白芍　歸身　人參　甘草　阿膠
黃耆　五味　半夏　生姜　大棗
酥蜜膏酒千金　氣乏聲嘶肺燥成痿
酥　白蜜　飴糖　生姜汁　百部汁　杏仁　棗肉熬膏酒和服
蘆根飲外台　治骨蒸肺痿不能食
芦根　麦冬　骨皮　生姜　橘皮　茯苓
外台杏仁煎　治勞役表虛寒襲於肺上氣欬肺痿欬唾
杏仁　白蜜　酥油　姜汁　一方加貝母蘇子　一方加生地麦冬

失音門

通聲膏 千金 治肺气聲啞

牛酥 白蜜 飴糖 姜汁 棗肉 杏仁 通草
款冬 菖蒲 人参 竹茹 五味 細辛 桂心

訶子湯 河間 治失音不能言語

訶子 吉梗 甘草 各半生半炒為末入童便一盞同水煎服

訶子散 治久嗽語聲不出

訶子 通草 杏仁 姜 棗

鐵笛丸 治謳歌動火失音不語者神效

百藥煎 川芎 砂仁 訶子肉 甘草 吉梗 薄荷葉 連翹 大黃 此方宜加敗叫子一個

劫嗽湯 治肺氣耗散久欬失音用此

訶子 五味子 風化硝 五倍子 甘草

雞頭丸 錢乙 治諸病後不語

雞頭 蟬蛻 大黃 當歸 川芎 麦冬

甘草　木通　黄耆　遠志　人參　蜜丸久服取效

百合丸　治肺熱失音不語

百合　百藥煎　杏仁　訶子　蓖仁

竹衣麦冬湯秘方治一切勞瘵痰嗽聲啞不出難治者服之有效

竹衣　竹茹　竹瀝　竹葉　麦冬

甘草　橘紅　白茯　桔梗　杏仁

吐血門

柏葉湯金匱　吐血不止者

柏葉　艾葉　乾姜　馬通汁

瀉心湯金匱　心氣不足吐血衄血者

大黄　黄連　黄芩

四生丸濟生　血熱妄行吐血衄血

柏葉　艾葉　荷葉　生地

當歸湯千金　治吐血衄血

當歸　乾姜　芍藥　阿膠　黄芩

百合固金湯趙戟菴　肺傷欬血

百合　生地　熟地　元參　貝母

吉梗　甘草　麦冬　白芍　當歸

門冬飲子　治氣虛不能攝血吐血不愈者

人參　麦冬　五味　黄耆　當歸　生地

門冬清肺飲　治火來肺胃欬嗽吐血衄血

人參　麦冬　五味　歸身　黄芪　甘草　白芍　紫菀

麦門冬湯千金　火來於肺欬唾有血胸悶上氣煩熱羸瘦口渇便秘

麦冬　吉梗　桑皮　半夏　生地　生姜

紫菀茸　竹茹　甘草　麻黄　五味子

天門冬丸　治欬血

天冬　阿膠　甘草　貝母　茯苓　杏仁　蜜為丸

紫菀茸湯頑石　治傷酒湊肺發欬痰中見血

紫菀茸　薇銜　澤瀉　麦冬　丹皮

白朮　犀角　藕汁　甘草　瘦人白朮換白芍

丹溪咳血方　治欬嗽痰血

海石　山梔　訶子　瓜蔞仁　青黛　蜜丸噙化

清咽太平丸　治膈熱早間咯血兩頰常紅

薄荷　川芎　柿霜　甘草　吉梗　防風　犀角

清嗽湯　治痰中帶血隨嗽而出

知母　川貝　麦冬　天冬　遠志

吉梗　元参　熟地　炮姜　黄柏

脛餅子 中藏　治咯血

青黛　杏仁　蠟並成餅入柿餅以湿紙包煨米飲嚼下

鼈甲丸 河間　治欬嗽吐血神效

鼈甲　柴胡　杏仁　甘遂　人参

生地黄散　治吐血衂血皆属於热此方能清上滋下

熟生地　杞子　骨皮　白芍　甘草　麦冬　綿耆　黄芩

百花膏 濟生　治欬痰有血

百合　欵冬

人参飲子 東垣　脾胃虚弱氣促氣弱精神短少吐血衂血

人参　麦冬　五味　歸身　黄芪　甘草　白芍

二神散　治男婦吐血或血崩下血

槐花　百草霜　茅根湯下　下血空心服之

黄耆湯良方　嗽久勞嗽唾血

黄芪　糯米　阿膠

柔脾湯良方　治虚熱吐血衄血汗出

甘草　白芍　黄芪　熟地

扁豆散本事　治咯血

扁豆　人參　白朮　半夏　枇杷葉　生姜

四物粱米湯　治心勞吐血久服寒凉之劑因壞脾胃者宜之

粱米　稻米　黍米　蠟

緑雲散　治吐血

柏葉　人參　阿膠　百合

衄血門

止衄散 三因　久衄不止而發熱

當歸　黃耆　赤芍　阿膠　白芍　熟地

黃芩芍藥湯 活人　治鼻衄

黃芩　白芍　甘草

茅花湯 活人　治鼻衄不止

茅花

麥門冬飲　治衄血不止

麥冬　生地

麥門冬散　治鼻衄

麥冬　生地　白芍　蒲黃

地黃散 元戎　治衄血往來久不愈

生地　熟地　杞子　骨皮

茜根散 丹溪　治鼻衄不止

茜根　阿膠　黄芩　甘草　側柏　生地

嘔吐門

黄芩加半夏生姜湯仲景 太少合病下利而兼嘔者
　黄芩　芍藥　甘草　半夏　生姜　大棗

乾姜黄連黄芩人參湯仲景 傷寒本自寒下醫復吐下寒格更逆吐下若食入口即吐
　乾姜　黄連　黄芩　人參

黄連湯仲景 胸中有熱胃中有邪氣腹中痛欲嘔吐者
　黄連　乾姜　半夏　人參　甘草　桂枝　大棗

呉茱萸湯仲景 乾嘔吐涎沫頭痛或食穀欲嘔
　呉萸　人參　生姜　大棗

黄芩人參湯外台 乾嘔下利
　黄芩　人參　桂枝　乾姜　半夏　大棗

猪苓散金匱 嘔吐而病在膈上思水者
　猪苓　茯苓　白朮

大黄甘草湯金匱 食已即吐者

大黄　甘草

文蛤湯 金匱 吐後渴欲得水而貪飲者又治微風脈緊頭痛

文蛤　麻黄　石羔　杏仁　甘草　生姜　大棗

半夏乾姜散 金匱 乾嘔吐逆吐涎沫

半夏　乾姜

生姜半夏湯 金匱 胸中似喘不喘似嘔不嘔似噦不噦心中憒憒無奈者

生姜汁　半夏

藿香散 錢乙 脾胃虚有熱面赤嘔吐涎嗽

藿香　麦冬　半曲　甘草

吉梗湯 官局 治乾嘔

吉梗　半夏　陳皮　只實　生姜

白术厚朴湯 河間 治痰嘔不散利胸膈除寒熱

白术　厚朴　甘草　葛根

丁香附子散 宣明 治脾胃虚弱胸膈痞結吐逆不止

丁香　附子　生姜

和中吉梗湯潔古　上焦吐者從乎氣脉浮而洪食已暴吐渴飲便結

吉梗　半曲　陳皮　只實　茯苓　白朮　厚朴

荊黃湯潔古　暴吐者上焦氣逆所衝也

荊芥　大黃　人参　甘草

白朮湯潔古　治胃中有痰而吐

白朮　半曲　梹榔　木香　甘草　茯苓

紫沉丸潔古　中焦吐者從乎積食積与寒氣相結脉浮而長吐而且痛

半曲　烏梅　代赭　杏仁　丁香　木香　砂仁

蔻仁　白朮　陳皮　沉香　梹榔　巴霜

木香白朮散潔古　嘔吐腹中痛胃強而乾嘔有聲無物脾強而吐食

木香　白朮　半曲　梹榔　茯苓　甘草

附子丸潔古　下焦吐者從乎寒脉沉而遲朝食暮吐暮食朝吐小便清大便秘

附子　巴霜　砂仁

附子温中丸 發明 順氣化痰嘔吐噎膈留飲腸鳴冷濕泄注健脾胃養正氣

附子 肉桂 良姜 乾姜 白术 甘草

生姜飲 脾胃虛寒短氣嘔吐欬嗽

生姜 甘草 人参 乾姜 華撥 茯苓 陳皮

麦冬理中湯 千金 治漏氣上焦熱腹滿不欲食、則先嘔後瀉身熱痞悶

人参 白术 茯苓 甘草 玉竹 麦冬

陳皮 粳米 蓴心 竹茹 芦根 生姜

澤瀉湯 千金 治漏氣上焦飲食下胃、氣未定面背身中皆熱

澤瀉 半夏 生姜 柴胡 人参 甘草

茯苓 骨皮 石羔 竹葉 蓴心 桂心

人参湯 千金 治走哺下焦熱氣逆不續嘔逆不禁二便不通

人参 知母 玉竹 黄芩 石羔

芦根 茯苓 白术 黒梔 陳皮

竹茹石羔湯 治熱嘔

姜半夏　赤苓　陳皮　竹茹　甘草　煅石羔

通草橘皮湯 千金 治傷寒胃熱嘔吐

陳皮　通艸　粳米　芦根汁

竹茹湯 治胃熱火炎嘔吐

半夏　陳皮　甘草　枇杷葉　黑梔　竹茹　生姜

黃連温胆湯 治胆胃湿火嘔吐心嘈

黃連　竹茹　半夏　陳皮　赤苓　甘草　枳殼

枇杷葉散 局方 湿熱窃踞於陽明為嘔吐為噦

枇杷葉　麦冬　茅根　香薷　木瓜

陳皮　厚朴　丁香　甘草　生姜

枇杷葉散 龐氏 定嘔吐利膈

枇杷葉　茅根　人參　半夏　茯苓　生姜　梹榔

竹茹湯 本事 治胃熱嘔吐

竹茹　乾葛　甘草　半夏　生姜

嘔吐

8

香霊圓本事 治嘔吐不止

丁香 五霊脂 辰砂 猪胆汁為丸生姜橘皮湯磨下

塞鼻丸經驗廣集 治聞藥即吐百藥不效

伏龍肝 為末水丸塞鼻孔

立效丹普濟 治嘔吐不止

雄黄二錢 酒一盞 同煎病人嗅氣即止

噦逆門

丁香散中蔵　治傷寒呃逆

丁香　柿蔕　甘草　良姜

旋覆代赭湯仲景　汗下後心下痞鞕噫氣不除者又治噦逆

旋覆花　代赭石　人參　半夏　甘草　生姜　大棗

橘皮湯金匱　乾嘔噦手足厥者

橘皮　生姜

橘皮竹茹湯金匱　噦逆者

橘皮　竹茹　人參　甘草　生姜　大棗

赤茯苓湯活人　傷寒嘔噦心下滿胸有停水頭眩心悸

赤茯苓　人參　白朮　橘紅　半夏　川芎　生姜

橘皮乾姜湯活人　治噦逆

橘皮　乾姜　人參　甘草　桂心　通草

羌活附子散活人　治胃寒呃逆

羌活　附子　茴香　木香　乾姜

丁香柿蒂湯嚴氏　治中氣虛寒呃逆

丁香　柿蒂　人參　生姜

香蒂散濟生　散寒止呃

丁香　柿蒂　一方加竹茹　橘紅名香蒂竹茹湯

柿錢散潔古　治虛寒作呃

丁香　柿蒂　人參

丁香茱萸湯東垣　胃虛嘔噦吐逆膈咽不通

補中益氣湯用蒼朮　丁香　吳萸　草蔻　半夏　黃柏　生姜

丁香莫散河間　治噦逆不喜食

丁香　石蓮肉　粳米　生姜　棗

丁香柿蒂散局方　治寒氣作呃

丁香　柿蒂　青皮　陳皮

肉豆蔻湯本事　治傷寒汗後呃噫

肉蔻　石蓮肉　茴香　丁香　人参　枇杷葉

只壳木香散 本事 胃氣上逆呃噫

只壳　木香　為散白湯調下一钱

生蘆根飲 千金 傷寒噎噦不食

芦根　粳米　竹茹　生姜

黄蠟烟 医方摘要 治呃忒不止

黄蠟　燒烟熏二三次即止

乳香酒 医宗说約 治呃逆不止

乳香　硫黄　艾葉　各等分為末酒煎病人嗅氣即止

嘈雜呑酸門

二陳連梔生姜湯　治痰火嘈雜

二陳湯　黃連　山梔　生姜

三因曲朮丸　治中脘有飲則嘈有宿食則酸

神曲　蒼朮

四神丸　治胸中嘈雜作痛

川連　白朮　陳皮　神曲

三聖丸　治嘈雜神效

白朮　橘紅　川連

朮連丸　治嘈雜

白朮　黃連

呑酸方 溪丹　治嘈雜呑酸 又名茱連丸

吳萸　川連　蒼朮　陳皮　黃芩　一方有 茯苓　吉梗　神曲

黃芩清腸丸　治痰火嘈雜呑酸

方見痰門

回令丸 丹溪 治肝經火鬱吞酸

黄連　呉萸

和中湯 治虛火嘈雜

六君子　川連　大棗　粳米

軟石羔丸 治痰嘈雜噯氣

軟石羔　南星　半夏　香附　山梔

反胃門

大半夏湯（仲景）治胃反嘔吐者

半夏　人參　白蜜

茯苓澤瀉湯（金匱）胃反吐而渴欲飲水者

茯苓　澤瀉　甘草　桂枝　白朮　生姜

太倉丸　治反胃

白蔻仁　砂仁　丁香　倉米　黃土　姜汁為丸

韭汁牛乳飲（丹溪）治反胃滋養營血散瘀潤腸

韭菜汁　牛乳

五汁安中飲（張任候）治反胃噎膈由於火盛血枯或瘀痰阻滯胃口故食入反出

韭汁　牛乳　姜汁　梨汁　藕汁

藿香安胃散（東垣）治脾胃虛弱飲食不進嘔吐不腐

藿香　人參　丁香　橘皮　生姜

滋陰清膈散　治陰火上衝飲食反出

黃芩　黃連　當歸　白芍　黃柏　山梔
生地　甘草　童便　竹瀝　姜汁
滋血潤腸湯統旨　治血枯及死血在膈飲食不下反食便燥
紅花　桃仁　生地　只殼　韭汁　歸身　白芍　大黃
二汁飲　治反胃
蔗汁　姜汁
白朮散本事　食後多吐欲作反胃
白朮　澤瀉　茯苓
木香調氣散
木香　白蔻　丁香　檀香　藿香　砂仁　甘草為末鹽湯點下
甘露湯　治反胃嘔吐不止飲食減少
飴糟　生姜　甘草　食鹽

噎膈門

人參利膈丸 宝鑑 治腸胃壅滯噎膈不通大便燥結

木香 檳榔 藿香 人參 當歸 甘草 小承氣湯

五噎丸 千金 治胸中久寒嘔逆妨食結氣不消

乾姜 吳茰 川椒 桂心 人參

細辛 白朮 附子 陳皮 茯苓

五噎散 治痞悶噎氣

丁香 草果 麦芽 半夏曲 生姜 胆星

甘草 只殼 青皮 白朮 乾姜 大腹皮

五膈丸 千金 治飲食不下手足冷上氣喘息

川椒 麦冬 甘草 細辛 遠志 乾姜 桂心 人參 附子

五膈散 嚴氏 治五噎五膈

人參 半夏 甘草 蓽澄茄 白荳仁 吉梗 乾姜

杵頭糠 枇杷葉 白朮 生姜 沉香 木香

十鬲散（三因名五噎散） 治风冷痰热氣水食憂思喜共十般鬲氣

人参　茯苓　陳皮　厚朴　槟榔　麦芽　乹姜　肉桂

山棱　莪术　诃子　甘草　白术　神曲　只壳　木香

鬲氣丸（本事） 治氣食憂劳思慮五噎

半夏　吉梗　只壳　肉桂

噎膈仙方 彙補云誠神驗仙方也

硼砂（钱半）　青黛一钱　沉香（二钱）　共为细末　黑驢尿　白馬尿　莱菔汁　姜汁

四味熬膏每服用膏三茶匙药末七厘白湯调下一日三服是日即関通能食

歸芎蚕蘆湯（彙補） 噎鬲津液已涸及久病胃傷以此養之

當歸　白芎　芦根　白蜜

五汁飲 痰氣交結津液已虧者

姜汁　芦根汁　沉香汁　韭汁　竹瀝

七醒湯 温热生痰沮氣将散成鬲者

川連　半夏　人参　茯苓　竹茹　白蔻　生姜

枇杷葉煎　治五噎立效
枇杷葉　橘紅　生姜
生姜汁煎　噎食不下咽喉閉塞胸膈煩悶
姜汁　白蜜　牛酥　人參　百合
通氣湯金針　治胸滿短氣噎食
半夏　橘紅　生姜　吳萸
五膈湯　憂氣二者膈於胸中
吳萸　川椒　乾姜　淡豉　杏仁　麯
補氣運脾湯統旨　治中氣不運噎塞
異功散　黃耆　砂仁

噎膈

關格門方

柏子仁湯　人參　半夏　茯苓　陳皮　柏仁　甘草　麝香

人參散　人參　麝香　氷片

既濟丸　治關格脉沉細手足厥冷者
附子　人參　麝香

梹榔益氣湯　治關格勞後氣虛不運者
補中益氣湯　梹榔　只殼

木通二陳湯　治心脾疼後小便不通皆是痲痰隔於中焦氣滯於下焦
二陳湯　木通　只殼

導氣利痰湯　關格吐逆大小便不通
六君子　猪苓　澤瀉　黑梔　只實　厚朴　黑丑
藿香　柏仁　木通　梹榔　大黃　麝香

加味麻仁丸 關格大小便不通

麻仁丸 當歸 梹柳 木香

皂角散 大小便關格不通經三五日者

皂角

大承氣湯

喻嘉言曰雲岐子九方不達成病之理漫圖覆其以峻藥加入補益方中猶可言也加入承氣等方不可言況有脳射蹶病尚難輕用又況全甕者乎

進退黃連湯 喻氏 皆製 進法本方七味俱不製。退法不用桂枝黃連減半或加肉桂餘藥

黃連 乾姜 人參 桂枝 半夏 大棗 甘草

資液救焚湯 喻氏 治五志厥陽之火

生地 麦冬 人參 甘草 阿膠 麻仁 柏仁

五味子 紫石英 寒水石 滑石 生犀汁 姜汁 牛黃

消渇門

腎氣丸 金匱 男子消渇小便反多以飲一斗小便亦一斗

附子 肉桂 熟地 山萸 山葯 丹皮 茯苓 澤瀉

白虎湯 仲景 渇欲飲水無表症

石羔 知母 甘草 粳米

竹葉石羔湯 仲景 口乾津不到咽又治解後虛羸少氣〻逆欲吐

竹葉 石羔 人参 麦冬 半夏 甘草 粳米 生姜

文蛤散 仲景 治渇欲飲水不止者

蛤蜊殼

白龍散 中蔵 消渇飲水

寒水石 甘草 葛粉 為散毎服二銭用麦冬苗煎濃湯調下

甘露飲 局方 治心胃熱口瘡齗腫消渇咽疼

生地 熟地 茵陳 黄芩 只殼

枇杷葉 石斛 甘草 天冬 麦冬

白朮散錢氏　脾胃久虚吐瀉頻作津液不能上升煩渴飲水

人参　白朮　茯苓　甘草　藿香　木香　葛根

和中丸乙錢　止渴和胃治腹痛止吐瀉

人参　白朮　茯苓　甘草　藿香　葛根　黄芪　扁豆

黄芪湯宣明　治心移寒於肺為肺消飲一溲二死不治

人参　麦冬　五味　桑皮　黄芪　枸杞　熟地

麦冬飲子宣明　治心移熱於肺傳為鬲消

生脉散　炙草　茯神　生地　葛根　知母　竹葉　花粉

竹葉黄耆湯　治消渴病氣血虚胃火盛而作渴喻云此治氣血皆虚之方

生地　白芍　當歸　川芎　竹葉　石羔

人参　麦冬　半夏　甘草　黄芩　黄耆

生地黄飲子易簡　治消渴咽乾面赤煩躁喻云此治血分虚熱之方

人参　黄耆　甘草　天冬　麦冬　生地

熟地　枇杷葉　石斛　澤瀉　只實

門冬飲子 易老 治老弱虚人大渴

杞子　人参　麦冬　五味　茯苓　甘草　生姜

人参竹葉湯　治上消属實者

人参　竹葉　黄芩　黄連　里梔　炙草　麦冬

消渴方 丹溪　治胃熱消渴瀉火生津

沖　花粉　黄連　藕汁　生地汁　牛乳

黄連丸 玉冰　二陽結胃与大腸俱熱也熱則喜消水穀宜辛甘降火

黄連末　生地汁　藕汁　牛乳　為丸

人参石羔湯 河間　治鬲消上焦煩渴不欲多食

人参　石羔　知母　甘草

玉壺丸 集驗　治消渴引飲

人参　花粉　蜜丸　麦冬湯下

梅花湯 三因　治三消渴病

桑皮　糯稻穀 炒開花

神效散 本事　治渴疾飲水不止

浮石　蛤粉　蟬衣　為末　鯽魚膽七個調下三錢

金豆丸　治消渴飲水

扁豆　花粉　為末　金箔為衣　花粉湯送下

竹龍散 河間　治消渴

五靈脂　黑豆　為末　冬瓜湯下　若渴定後忌熱藥惟以腎氣丸

絳雪散 河間　治消渴飲水無度小便數者大有神效

黃芩　黃丹　漢防己　蔞実　為末　漿水調下一錢

生津甘露飲　治上焦熱渴

石羔　升麻　黑梔　甘草　連翹　吉梗　知母

人參　當歸　黃連　麦冬　藿香　佩蘭　木香

猪肚丸 三因　治強中消渴

黃連　茯神　知母　麦冬　粟米　蔞根　猪肚 為丸

潔古化水丹　消渴飲水不止或心痛者海藏云此藥能化停水

川烏　牡蠣　甘草　蛤粉

黃連膏　治口舌乾燥消渴

黃連　花粉　麦冬

生地黃膏　治口舌乾小便数

生地　茯苓　白蜜　人參

六神湯回三　治三消渴疾

花粉　黃耆　葛根　甘草　蓮房　枇杷葉

玉泉丸　治煩渴口乾

人參　黃耆　麦冬　茯苓　烏梅　花粉　葛根　甘草

朽木湯

朽木　熱中消中渇之肥甘腐而所勝息

方寸者三十枚煎湯飲之

千里漿海藏　觧渴

百藥　烏梅　紫蘇　人參　甘草　麦冬　蜜丸噙化

荔芰湯海藏　觧渴

消渴

烏梅肉　甘草　白芷　白檀　百藥煎　右末白湯點下

茯苓加減湯宣明　熱氣留於胃，，熱則消穀，消穀則善饑

六君子去甘草　石羔　官桂　赤芍　澤瀉　桑皮

參苓丸宣明　大腸移熱於胃善食而瘦謂之食㑊

人參　茯苓　菖蒲　遠志　牛膝　骨皮

蘭香飲子東垣　治消中能食而瘦大渴便秘

石羔　知母　佩蘭　甘草　升麻　防風

半夏　白蔻　人參　連翹　吉梗

天門冬丸　治中消食已如飢手足煩熱小便白濁

天冬　蔞根　赤石脂　從蓉　鹿茸　五味　澤瀉

苦參　知母　雞內金　桑螵蛸　熟地　土瓜根　牡蠣

烏梅木瓜湯三因　中焦蘊熱煩渴小便反多變成中消者

烏梅　木瓜　草果　甘草　麦芽

順氣散河間　治消中熱在胃而能食小便赤微利之

厚朴　只實　大黄

猪腎薺苨湯 千金 強中消渴

猪腎　薺苨　人參　茯神　知母　黄芩

葛根　甘草　石羔　磁石　花粉　黑豆

製薺苨丸 千金 治強中為病莖長興盛不交精洩

薺苨　黑豆　茯神　磁石　熟地　萎根　元參

骨皮　石斛　人參　鹿茸　沉香　猪腎為丸

茴香散 河間 治腎消病小便如膏油

茴香　苦楝

腎瀝散　治消腎〻氣虛損發渴小便數腰疼痛

雞內金　遠志　熟地　人參　桑螵　黄耆　澤瀉　桂心

甘草　元參　茯苓　當歸　五味子　龍骨　麦冬　川芎　磁石

白茯苓丸　治腎消因消中之後胃熱入腎消爍腎脂令腎枯燥腿細腰軟

茯苓　花粉　黄連　萆薢　元參　人參

熟地 覆盆子 石斛 蛇床子 雞内金

紫蘇湯 治消渴後遍身浮腫心膈不利

紫蘇 桑皮 郁李仁 羚羊角 赤苓

桂心 木香 梹榔 只壳 獨活

藍葉散 治消渴後積熱背生瘡瘍

藍葉 甘草 大黃 升麻 元參 麦冬

葛根 沉香 黃耆 赤芍 犀角

忍冬丸 治消渴初痊防發癰疽

忍冬藤 酒浸晒乾入甘草末糊丸

殺虫方 治消渴有虫

川楝子根 射香

煩躁門

芍藥甘草湯 仲景 心煩脚攣急

白芍　甘草

桂甘龍蠣湯 仲景 火劫下之因燒針煩躁者

桂枝　甘草　龍骨　牡蠣

梔子乾姜湯 仲景 下後身熱不去微煩者

梔子　乾姜

茯苓四逆湯 仲景 發汗若下之病仍不解煩躁者

茯苓　人参　乾姜　附子　甘草

乾姜附子湯 仲景 下後復汗晝日煩躁不得眠夜而安靜無表证脉沉微身無大熱

乾姜　附子

梔子豉湯 仲景 吐下後虚煩不得眠若劇者必反覆顛倒心中懊憹者

梔子　豆豉

梔子甘草豉湯 仲景 懊憹而兼少氣者

梔子　甘草　淡豆豉

梔子生姜豉湯仲景 懊憹而嘔者

梔子　生姜　豆豉

梔子厚朴湯仲景 傷寒下後心煩腹滿起卧不安者

梔子　厚朴　只實

梔子烏梅湯活人 傷寒後虛煩不得眠心中懊憹

梔子　烏梅　黄芩　甘草　柴胡　生姜　竹葉　豆豉

竹葉湯錢乙 治五心煩熱口乾唇燥胸中熱悶

竹葉　小麦　知母　石羔　茯苓　黄芩

麦冬　人参　生姜　花粉　半夏　甘草

大橘皮湯錢乙 動氣在下發汗則心中大煩骨節煩疼目運惡寒食則反吐

橘皮　人参　甘草　竹茹

驚門

救逆湯仲景 傷寒脉浮医以火迫刼陽亡陽必驚狂起卧不安者

桂枝　甘草　生姜　大枣　蜀漆　龍骨　牡蠣

柴胡加龍蠣湯仲景 下後胸滿煩驚小便不利譫語一身盡重不能轉側

柴胡　黄芩　半夏　人參　生姜　大枣

龍骨　牡蠣　桂枝　鉛丹　大黄　茯苓

平補正心丹局方 治心血虛少驚悸顫振夜卧不寧

遠志　龍齒　人参　五味　归身　山药　柏仁

枣仁　硃砂　麦冬　菖蒲　生地　茯神　肉桂

獨活湯本事 治肝虛内風卧則魂散不收若驚悸狀

獨活　羌活　柴胡　人参　茯苓　五味　半夏

甘草　細辛　沙参　生姜　枣仁　乌梅

茯神湯千金 治心虛神氣不寧煩熱驚悸

茯神　茯苓　菖蒲　人参　赤小豆

交感丹　中年精神衰弱上則多驚中則痞塞下則遺精
茯神　香附　蜜丸　加甘草名降氣湯　加甘草陳皮名抑氣散
養心湯　補血寧心安神
甘草　人參　茯苓　歸身　半曲　肉桂　棗仁
黃耆　茯神　川芎　柏仁　遠志　五味　姜棗
十四友丸　治驚悸怔忡
人參　黃耆　當歸　生地　遠志　茯神　茯苓
棗仁　阿膠　龍腦　紫石英　薄荷　硃砂　蜜丸

心悸門

桂枝甘草湯 仲景 發汗過多其人叉手自冒心心下悸欲得按者

桂枝 甘草

茯苓甘草湯 仲景 汗出心下悸而不渴者

茯苓 甘草 桂枝 生姜

復脈湯 仲景 傷寒脈結代心動悸者

炙甘草湯

半夏麻黃丸 金匱 心下悸者

半夏 麻黃

調中散 宣明 一陽發病少氣善欬善泄其傳為心掣心火不寧其動右掣

四君子 五味子 乾姜 歸身 肉桂

天王補心丹 治心虛怔忡健忘自汗

人參 丹參 沙參 熟地 吉梗 遠志 茯神

柏仁 棗仁 天冬 麦冬 歸身 五味

硃砂安神丸　治氣浮心亂虛煩不寧

　硃砂　黃連　生地　甘草　歸身

茯苓飲子　治痰迷心竅怔忡不止

　二陳湯　茯神　麦冬　沉香

鎮心丸　治心血不足怔忡多夢如墮崖谷

　棗仁　五味　山葯　車前　茯苓　茯神　天冬

　麦冬　肉桂　熟地　龍齒　遠志　硃砂　人参

琥珀養心丹　治心跳善驚

　琥珀　菖蒲　龍齒　遠志　茯神　人参　柏仁

　棗仁　歸身　黃連　牛黃　硃砂　生地　猪心血為丸金箔為衣

人参白朮散 河間　偏身燥湿相搏玄府緻密遂令忪悸發渴飲食减少不为肌膚

　四君子　生地　石羔　薄荷　黃芩　滑石　藿香　砂仁

不寐門

半夏秫米湯 素問 衛氣行於陽不得入於陰陰虛故目不瞑

半夏　秫米　長流水揚萬遍煎

黄連阿膠湯 仲景 少陰病心中煩不得卧

黄連　阿膠　白芍　黄芩　雞子黄

酸棗仁湯 金匱 虛煩不得眠

棗仁　茯苓　知母　川芎　甘草

棗仁湯 治人吐後或下後心煩乏氣晝夜不得眠

金匱棗仁湯　麦冬　乹姜

半夏湯 千金 治胆热精神散乱不寐多驚

半夏　乹姜　远志　生地　茯苓　秫米　棗仁　黄芩

温膽湯 千金 治胆怯多驚不寐眩暈嘔悪

半夏　陳皮　茯苓　甘草　只實　竹茹

十味温胆湯　治心悸不眠短氣悪心耳鳴目眩

温胆湯　人参　遠志　棗仁　熟地

真珠母圓（本事）　治肝虚不能藏魂驚悸不寐又治顫振

石决明　龍歯　沉香　栢仁　棗仁　人参

茯苓　歸身　熟地　犀角　硃砂

遠志丸　因事有所大驚夢寐不寧神不守舍

遠志　硃砂　人参　茯神　茯苓　龍歯　菖蒲

補胆防風湯　治胆虚風襲驚悸不眠

防風　細辛　獨活　前胡　甘草

茯神　川芎　生姜　大棗　人参

琥珀多寐丸（秘驗）　治健忘恍惚神虚不寐

琥珀　羚羊角　人参　茯神　遠志　甘草

健忘門

孔聖枕中丹　治讀書善忘
龍骨　遠志　菖蒲　龜板

寧志膏　治健忘
人參　棗仁　硃砂　乳香

壽星丸局方　治痰迷心竅健忘
南星　琥珀　硃砂　猪心血爲丸人參湯下

朱雀丸　治心腎不交
沉香　茯苓　蜜丸人參湯下

柏子養心丹　治心血健忘
柏子仁　枸杞　麦冬　茯神　當歸
菖蒲　元參　甘草　熟地　蜜丸

返精丸　治心腎不交
乳香　没葯　故紙　茯苓　酒爲丸

癲狂門

防已地黃湯 金匱 病如狂狀妄行獨語不休無熱其脉浮

防已　防風　生地汁　甘草　桂枝　生姜

加味定志丸 千金 治言語失倫常々喜笑發狂

人参　遠志　菖蒲　茯神　橘紅　半夏　甘草

半夏茯神散　治癲妄神不守舍妄見妄言初病神氣未衰者宜之

遠志　半夏　天麻　胆星　茯神

陳皮　礞石　烏药　木香　棗仁

三聖散 戴人　治湿痰壅塞

瓜蒂　藜蘆　防風 五分 韭汁煎服以吐為度不必盡剤

洗心散 局方　治心經痰熱口舌生瘡二便秘塞

汁

荊芥　麻黃　芍药　甘草　當歸　大黃

牛黃膏 見法律　治熱入血室發狂心熱不識人者

牛黃　硃砂　欝金　甘草　丹皮　冰片

清神湯　治心肺痰熱痰迷膈上

黄連　黄芩　枣仁　菖蒲　遠志

柏仁　竹瀝　甘草　姜汁　痰多加半夏南星橘紅姜霜

癇厥門

乕睛丸　治癇疾發作涎潮搐搦

乕睛一对焙　大黃一兩　山梔五錢　犀角一兩　遠志一兩　蜜丸菉豆大酒下二十丸硃砂為衣

白金丸　治癲癇失心

白礬　欝金

五癇丸

硃砂　真珠　雄黃　水銀　黑鉛　蜜丸麻子大每服三四丸

三癇丸　治一切驚癇

荊芥　白礬　硃砂為衣

粉代湯　治癇疪

輕粉　代赭石　白礬　為末發過後米飲調下

五癇丸楊氏　治癲癇潮發不論新久

白附子　半夏　皂角　白礬　僵蚕　全蝎

烏蛇　蜈蚣　硃砂　麝香　雄黃　姜汁為丸

璽苑辰砂散　治癲癇失心宜助心氣

硃砂　乳香　棗仁　温酒調下醉為度勿令吐令熟睡自醒

丹礬丸　治癇症

黄丹一兩　白礬一兩　煅紅為末入臘茶一兩　猪心血為丸菉豆大硃砂為衣清茶下三十丸

錢氏牛黄丸　治風癇痰驚

牛黄　蟮　全蝎　天麻　射香

防風　白附子　胆星　水銀　枣肉

鎮心丸　治痰迷孔竅妄言妄笑或時見鬼魅

犀角　真珠　枣仁　胆星　硃砂　川連

茯神　遠志　麦冬　甘草　牛黄　菖蒲

寧志丸得效　治心風癲癇服此一料其病頓減

朱砂一兩　人参　茯苓　當歸　石菖蒲　乳香　棗仁各五錢　猪心血為丸

厥門

生鉄洛飲 素問 有病怒狂者生於陽也名曰陽厥

鉄洛

生鉄洛飲 治陽厥狂妄不避親踈

鉄洛　龍齒　秦艽　防風　竹瀝　石菖　元參　茯苓

羚羊角丸 宣明 治陽厥陽氣因暴折而難決故善怒

羚羊角　人參　只寔　官桂　陳皮　桔梗　甘草

人參散 宣明 治血厥目盲不可以視耳閉不可以聽

人參　遠志　赤苓　防風　芍藥　麦冬　陳皮　白朮

茯神湯 濟生 治血厥

茯神　羚羊角　沙參　棗仁　玉竹　遠志　五味　龍骨

赤茯苓湯 宣明 治薄厥大怒則形氣絶而血菀於上

赤苓　人參　陳皮　芍藥　桔梗　麦冬　檳榔　生姜

遠志散 宣明 治風厥二陽一陰發病主驚駭背痛善噫善欠

遠志　白朮　茯苓　官桂　菖蒲

人參　黄耆　熟地　防風　細辛

小茯苓湯 宣明 治厥逆有病膺腫頸痛胸滿腹脹灸之則瘖石之則狂

茯苓　陳皮　人參　吉梗

浴腸湯 中藏 治陽厥發狂將成痺

大黄　大青　梔子　甘草　朴硝

六物附子湯 治寒厥陽氣衰乏陰不湊之令人五指之際上寒

附子　肉桂　防己　甘草　白朮　茯苓

角髮酒 櫨壘

左角髮灰以竹管吹其兩耳另以髮灰美酒飲之

黄癉門 附黄汗

茵陳蒿湯 仲景　身黄如橘子色小便不利腹微滿者

茵陳　山梔　大黄

梔子柏皮湯 仲景　傷寒身黄發熱者

山梔　黄柏　甘草

麻黄連翹赤小豆湯 仲景　傷寒瘀熱在裡身必發黄

麻黄　連翹　赤小豆　梓白皮　杏仁　甘草　姜棗

芪芍桂酒湯 金匱　黄汗身腫重發熱汗出而渴狀如風水汗沾衣色黄如柏汁脉自沉

黄耆　芍藥　桂枝　苦酒

桂枝加芪湯 金匱　黄汗腰以上汗出下無汗腰髖弛痛如有物在皮中狀

桂枝　芍藥　甘草　黄耆　生姜　大棗

硝石礬石散 金匱　膀胱急少腹滿身盡痛額上黒足下熱腹脹如水狀大便黒時溏

硝石　礬石　為末大麦粥和服

梔子大黄湯 金匱　酒疸心中懊憹或熱痛

梔子　大黃　只實　豆豉

猪膏髮煎（金匱）　治諸黃又治胃氣下泄陰吹正喧

猪膏　亂髮

茵蔯五苓散（金匱）　黃疸病小便不利者

茵蔯　肉桂　白朮　茯苓　猪苓　澤瀉

大黃硝石湯（金匱）　黃疸腹滿小便不利而赤自汗出此為表和裡實當下之

大黃　硝石　山梔　黃柏

麻黃醇酒湯（千金）　治黃疸表寔

麻黃　酒煑服

茵陳四逆湯　治陰黃脉沉細肢躰逆冷腰以上自汗

茵陳　乾姜　附子　甘草

小茵陳湯　治陰黃四肢遍身皆冷脉沉細遲

茵陳　附子　甘草

茵陳附子湯　治陰黃身冷汗不止者

茵陳　附子　乹姜

茵陳茱萸湯　治陰黄脉代者

茵陳蒿　呉茱萸　附子　乹姜　當歸　木通

茵陳橘皮湯 韓氏　治身黄脉沉細数身熱而手足寒喘嘔煩燥不渴

茵陳　橘皮　半夏　茯苓　白术　生姜

茵陳茯苓湯 韓氏　治身黄脉沉細数四肢冷小便澁煩燥而渴

茵陳　茯苓　猪苓　桂枝　滑石

半夏湯　治酒黄疸腹満欲吐

半夏　茯苓　前胡　白术　只壳

黄芩　甘草　大戟　茵陳　當歸

白术湯 三因　酒疸下之変為黒疸目青面黒心中如噉蒜狀大便黒皮膚不仁

白术　桂心　只實　豆豉　杏仁　葛根　甘草

加味四君子湯　治色疸

四君子　黄耆　白芍　扁豆

腎疸湯東垣　治腎疸目黃渾身金色小便赤濇

羌活根　獨活根　乾葛根　柴胡根　甘草根　防風根　升麻根　人參

白朮　川柏　蒼朮　茯苓　神曲　澤瀉　猪苓

小菟絲丸　治女勞疸

石蓮肉　茯苓　山藥　菟絲

茯苓滲濕湯　治黃疸寒熱嘔吐口渇小便不利不食不卧

茯苓　茵蔯　葛根　猪苓　澤瀉　陳皮　蒼朮

黃連　白朮　燈心　秦艽　防己　山梔

參朮健脾湯　治發黃日久脾胃虛弱飲食少思

異功散　當歸　白芍

當歸秦艽散　治五疸口淡咽乾倦怠發熱微寒

二陳湯　四物湯　白朮　秦艽

黃連散　治黃疸實熱二便秘塞壯實人用之

黃連　黃芩　大黃　甘草

茵陳附子乾姜湯　治服寒凉葯過多変成陰黄者

乾姜　附子　白朮　草蔻　半夏　茯苓

陳皮　茵陳　只殻　沢瀉　生姜

秦艽湯　治陰黄不欲聞人言小便不利

秦艽　旋覆花　赤苓　甘草　牛乳

蔓菁散　治陰黄汗染衣涕唾黄

蔓菁子　搗末井華水服一匙日再看小便色漸白則瘥

一清飲　治疸証発熱

柴胡　赤苓　桑皮　川芎　甘草　姜枣

青龍散明宣　風氣不得外泄則熱中而目黄

仙霊脾　防風　地黄　首烏　荊芥

小柴胡梔子湯　邪熱留半表半裡而発黄

柴胡　茯苓　半夏　人参　甘草　山梔　姜枣

大温中丸丹渓　治食積疸黄又能制肝燥脾

平胃散 山棱 蓬术 青皮 香附 針砂 虚人以参术陳皮芍湯送下

小温中丸 溪丹 治疸疟又消食積

蒼术 川芎 香附 神曲 針砂

伐木丸 黄腫如土色

蒼术 酒麯 皂礬 米醋為丸

水腫門

越婢湯仲景　風水悪風一身悉腫脉浮不渴續自汗出無大熱者

麻黄　石羔　生姜　甘草　大棗

防已茯苓湯仲景　皮水為病四肢腫水氣在皮膚中四肢聶聶動者

防已　茯苓　黄芪　桂枝　甘草

甘草麻黄湯金匱　裡水者

甘草　麻黄

麻黄附子湯金匱　水病脉沉小

麻黄　附子　甘草

杏子湯金匱　水病脉浮

五皮飲中藏　脾虚膚脹

陳皮　茯苓皮　生姜皮　桑白皮　大腹皮　局方去桑皮用五茄皮

葶藶丸宣明　肺移寒於腎為涌水按腹不堅水氣客於大腸疾行則鳴濯濯如囊裹漿

葶藶　澤瀉　椒目　桑皮　杏仁　猪苓

枳殼丸宣明　三焦病者少腹尤堅不得小便窘急溢則水留即為脹

只殼　陳皮　木香　檳榔　牽牛

葶藶木香散河間　湯水喘嗽腫滿腹脹小便赤濇大便作泄

葶藶　木香　木通　五苓散　六一散

大橘皮湯河間　濕熱内甚心腹脹滿水腫小便不利大便作瀉

五苓散　六一散　陳皮　木香　檳榔　又名白朮木香散

舟車丸河間　口渴面赤氣粗便秘而腫脹者為陽水

黑丑　大黄　甘遂　大戟　芫花　木香　青陳皮　輕粉

疏鑿飲　治陽水上下表裡分消之意

檳榔　商陸　茯苓皮　大腹皮　椒目　赤豆

秦艽　羌活　澤瀉　木通　姜皮

實脾散嚴氏　治陰水發腫用此先實脾土

茯苓　木瓜　白朮　甘草　木香　大腹子

草蔻　乾姜　附子　厚朴　姜棗

復元丹三因　脾腎兩虛水腫心腫堅脹小便不通兩目下腫

附子　肉桂　川椒　白朮　厚朴　吳茰　南木香

茴香　陳皮　獨活　檳榔　澤瀉　肉豆蔻

導滯通幽湯　治脾濕有餘及氣不宣通面目手足浮腫

桑皮　茯苓　白朮　木香　陳皮

加減金匱腎氣丸濟生新甫　治脾腎虛腰重脚腫腹脹肢浮氣喘

六味丸　附子　肉桂　車前　牛膝

導水茯苓湯　治水腫遍身腫如爛瓜喘息不得臥小便短赤如黑豆汁

茯苓　麦冬　澤瀉　白朮　桑皮　紫蘇　大腹皮

木瓜　陳皮　燈心　檳榔　木香　砂仁

天真丹　治下焦陽虛腿腫如斗囊腫如升肌肉堅硬按之不窅

杜仲　茴香　琥珀　萆薢　巴戟

牽牛　胡蘆巴　肉桂　補骨脂　沉香

烏鯉魚湯　治水氣四肢浮腫

烏鯉魚　陳皮　白朮　葱白　桑皮　赤小豆

禹功散　治湧水便秘脈實初起元氣未傷者

黑丑　一　茴香　一方有木香

三白散　治陽水囊腫二便不通

陳皮　通草　白丑　白朮　桑白皮

五子五皮湯　治腫而兼喘嗽者

五皮飲　蘇子　萊菔子　香附子　車前子　葶藶子

清肺丸（見彙補）　治肺脹身腫肺受風邪不得宣通不能通調水道亦能作腫初起即喘者

葶藶　貝母　木通　杏仁　防己

四將軍湯　人壯病實便秘可下者先攻後補

大戟　甘遂　葶藶　大黃

神芎導水丸（戴人）　治水腫內外俱實者

黃芩　黃連　川芎　薄荷　滑石　牽牛　大黃

濬川散　治水腫脹急大便不通大實大滿証

大黃　牽牛　芒硝　甘遂　李仁　木香

神祐丸　治湯水腫脹大小便秘

芫花　大戟　甘遂　大黃　牽牛　輕粉　棗爲丸

牽牛散　治湯水浮腫喘不得臥腹脹二便秘塞

黑丑　白丑　大豆　白朮　甘遂

琥珀丸秘方　行水

琥珀　沉香　木香　乳香　沒藥　黑丑　白丑　檳榔

實脾調氣丸

白朮　陳皮　人參　神曲

加味五皮飲　治腰以下腫水性就下之象吳崑云此可滲皮膚中水又能調其氣血

五皮飲　姜黃　木瓜

麥冬飲　肢體皆腫少腹不急初起便喘吳崑云肺熱失其下降之令也

麥冬　粳米

桃仁丸　治婦人經水前斷後見四肢浮腫迯為血〃不利則為水名曰血分

桃仁　甘遂　續隨子　附子　郁李仁　石羔　膽礬　芫花

蚖青　五靈脂　延胡　吳萸　當歸　白砒　黑丑

調營散　治瘀血留滯血化為水四肢浮腫皮肉赤紋名曰血分

肉桂　赤芍　陳皮　延胡　當歸　白芷　川芎　檳榔

桑皮　腹皮　山棱　蓬朮　葶藶　瞿麦　細辛　大黃　甘草

人參丸　治經脉不利血化為水流走四肢悉皆腫滿名曰血分

人參　肉桂　大黃　葶藶　瞿麦　當歸　赤芍　赤苓

葶藶丸　先因小便不利後至四肢浮腫名曰水分

葶藶　續隨子　乾笋末　紅棗為丸

款氣丸　治久欬痰喘肺氣浮腫

青皮　陳皮　郁李　木香　杏仁　澤瀉　茯苓　檳榔

當歸　廣茂　兜鈴　葶藶　牽牛　防已　人參

赤茯苓丸　發明　脾濕太過四肢浮腫腹滿喘逆小便赤澁

赤苓　防已　木香　葶藶

茯苓散　治諸氣腫

茯苓　澤瀉　李仁　葶藶　防已　藁本

陳皮　芫花　檳榔　瞿麦　滑石　大戟

消風敗毒散　風水皮水凡在表宜従汗觧者宜此

消風散　敗毒散

越婢加朮湯仲景　裡水一身面目黄脉沉而渇者

越婢湯　白朮

防已黄耆湯金匱　風水脉浮身重汗出悪風

方見湿門

蒲灰散金匱　厥而皮水者

方見小便不利門

防已散　治皮水如裹水在皮膚中四肢聶々然動

防已　桑皮　黄耆　桂心　赤苓　甘草

白茯苓湯 河間 治水

茯苓 澤瀉 李仁

三和湯 索矩 治脾溼腫滿

陳皮 厚朴 白朮 檳榔 紫蘇 海金砂 木通

痞滿門

沉香飲子 中藏 治痞氣升降陰陽

沉香 木香 羌活 獨活 生姜

人參 桑皮 茯苓 蘇葉 大棗

桂枝去芍藥湯 仲景 太陽病下之後脉促胸滿者

桂枝 甘草 生姜 紅棗

生姜瀉心湯 仲景 胃中不和心下痞鞕脇下有水氣腹中雷鳴下利

生姜 乾姜 半夏 黃芩 黃連 人參 甘草 大棗

甘草瀉心湯 仲景 中風悞下其人下利腹中雷鳴心下痞鞕而滿乾嘔心煩不得安

甘草 乾姜 黃芩 黃連 半夏 大棗

附子瀉心湯 仲景 心下痞而復惡寒汗出者

附子 黃芩 黃連 大黃

半夏瀉心湯 仲景 心下滿而不痛者此為痞

半夏 黃芩 黃連 人參 甘草 乾姜 大棗

大黄黄連瀉心湯 仲景 心下痞按之濡但氣痞耳其脉関上浮者

大黄　黄連

只吉湯 活人 傷寒病後痞氣胸悶

只壳　吉梗

吉梗半夏湯 活人 傷寒冷热不和心腹痞滿時発疼痛

吉梗　半夏　只實　橘皮

梹榔散 河間 傷寒下之太早成痞心下滿而不痛

梹榔　只壳 為末黄連煎湯調下

調胃散 河間 胸膈痞悶不思飲食脇肋硬痛消腹脹

半夏　甘草　厚朴　陳皮　藿香　姜枣

散滞氣湯 東垣 因憂氣結中脘心下常痞不食

歸身　陳皮　柴胡　甘草　紅花　生姜　半夏

黄連消痞丸 東垣 心下痞滿壅滞不散

四苓散　二陳湯　黄連　黄芩　只實　乾姜　姜黄

新法半夏湯 局方 治痰氣胸痞嘔惡

半夏 丁香 橘紅 神曲 砂仁 白蔻 草果 甘草

五膈寬中散 治七情鬱結痰氣痞塞忍成五膈

木香 厚朴 甘草 白蔻

丁香透膈湯 治氣滞胸膈痞滿

木香 厚朴 甘草 白蔻 丁香 沉香 半夏

草果 人參 白朮 香附 砂仁 生姜 大棗

增損流氣飲 治諸氣鬱滞胸膈痞滿面目浮腫

人參 肉桂 茯苓 甘草 半夏 陳皮 香附 蘇葉

木香 厚朴 檳榔 大腹 只殼 桔梗 生姜 紅棗

木香順氣湯 治心腹滿悶初病無火者宜之

人參 蒼朮 乾姜 青皮 陳皮 木香 益智 厚朴

茯苓 澤瀉 半夏 吳茰 當歸 升麻 柴胡 草蔻

胸痺門

栝蔞薤白白酒湯 金匱 胸痺喘息欬唾胸背痛短氣寸口脉沉而遲関上小緊數

栝蔞實　薤白　白酒

栝蔞薤白半夏湯 金匱 胸痺不得卧心痛徹背者

栝蔞　薤白　半夏

枳實薤白桂枝湯 金匱 胸痺心中痞氣氣結在胸〃滿脇下逆搶心

枳實　薤白　桂枝　厚朴　栝蔞

人參湯 金匱

人參　甘草　乾姜　白朮

茯苓杏仁甘草湯 金匱 胸痺胸中氣塞短氣

茯苓　杏仁　甘草

橘枳生姜湯 金匱

橘皮　枳實　生姜

薏苡附子散 金匱 胸痺緩急者

薏苡仁　附子

細辛散針　治胸痺達背痛

細辛　肉桂　只寔　白朮　甘草　茯苓　地黄　姜寔 生姜

前胡湯針　治胸中逆氣心痛徹背少氣不食

前胡　半夏　甘草　芍藥　當歸　黄芩

天冬　生姜　人參　竹葉　大棗

下氣湯針　治胸腹閉滿上氣喘息

杏仁　大腹　梹榔

心痛胃脘痛門

桂枝生姜只實湯 金匱 心中痞諸逆心懸痛

桂枝　生姜　只實

烏頭赤石脂丸 金匱 心痛徹背背痛徹心

川烏　赤石脂　蜀椒　乾姜　附子

九痛丸 金匱 治九種心疼

狼牙　巴霜　人參　乾姜　呉萸　附子

大建中湯 金匱 心胸中大寒痛嘔不能食腹中滿上衝皮起出見有頭足痛不可近

川椒　人參　乾姜　飴糖

心痛方 中藏 治心脾痛不可忍

木香　蓬朮　乾漆灰　醋湯調下

烏頭丸 崔氏 治風冷邪氣入乘心絡心痛引背經久不愈

赤石脂　川烏　附子　川椒　桂心　乾姜

雷氏千金丸　治胸脹冷積作痛

巴豆　乾姜　焰硝　桂心　大黄

神仙楮實子丸河間　積冷氣衝心胸疼痛食不消化嘔逆

楮實　官桂　牛膝　乾姜

補中丸河間　一切氣疾心腹疞痛嘔吐氣逆不思食

厚朴　乾姜　陳皮　茯苓　甘草

畢澄茄丸河間　中焦痞塞氣逆上攻心腹疞痛吐逆下利

華澄茄　良姜　神曲　青皮　官桂　阿魏

神砂一粒丹河間　一切厥心痛小腸膀胱痛不可止者

附子　鬱金　橘紅　麵糊丸硃砂為衣酒下

茴香丸河間　臍腹疼痛刺胞膈不止者

茴香　良姜　官桂　蒼朮

金鈴子散潔古　熱厥心痛或發或止久不愈者

川楝子　延胡

煑黄丸潔古　大實心痛者

巴豆　雄黄

藁本湯 潔古　大寔心痛大利已利宜徹其毒

藁本　蒼朮

調氣湯　治氣逆心痛

砂仁　藿香　香附　烏藥　青皮　陳皮　木香　甘草

高良姜湯 千金 心腹絞痛如刺兩脇脹滿

良姜　桂心　厚朴　當歸　生姜

清中蠲痛湯　中脘火鬱作痛發作即有寒熱

越鞠丸　川連六　乾姜　陳皮　姜棗

丁香爛飯丸　治卒心痛及飯食傷脾而滿悶

丁香　丁香皮　山棱　蓬朮　香附

木香　砂仁　甘草　益智　甘松

清中湯　治胃熱作痛

二陳湯　山梔　川連　草蔻　生姜

心胃痛

8

手拈散　治中脘死血作痛喜飲熱酒人多此

五靈脂　沒藥　草果　延胡

朮桂湯東垣　治寒濕所客身體沉重胃脘心痛面黃

白朮　桂枝　艸蔻　半夏　神曲　甘草　陳皮

溫胃湯東垣　因服寒涼過多脾胃虛弱胃脘作痛　此方加黃芪澤瀉名益胃湯治同

白蔻　益智　砂仁　厚朴　甘草　乾姜　姜黃　人參　陳皮

烏龍丸攝生方　治元臟不壯滯氣雜糅脘痛傴僂

九香虫　杜仲　白朮　車前　陳皮

補肝湯　王晉三云寒厥心痛用補肝湯因厥氣犯胃而痛惟肝藏為最多

桃仁　細辛　桂心　防風　山萸　大棗　艾葉　茯苓　柏仁

良附湯　治受寒滯氣心痛

良姜　香附　為末入姜汁食鹽煎服

連附六一湯　治胃痛寒因熱用之法

黃連　附子

安胃湯 絳雪園 毋使来勝之氣犯胃也 厥陰心中疼熱飢不欲食

川椒　烏梅　川連　乾姜　只實　人參

腹痛門

小建中湯 仲景 陽脉濇陰脉弦法當腹中急痛

白芍 飴糖 桂枝 甘草 生姜 大棗

桂枝加芍葯湯 仲景 太陽病医反下之因而腹滿時痛者

桂枝湯 倍芍葯

桂枝加大黃湯 仲景 腹滿時痛用前方若大實痛者用此

桂枝湯 大黃

附子粳米湯 金匱 腹中寒氣雷鳴切痛胸脇逆滿嘔吐

附子 粳米 甘草 半夏 大棗

厚朴三物湯 金匱 痛而閉者

厚朴 只實 大黃

當歸湯 乙錢 藏寒腹痛面青手冷

當歸 白芍 人參 甘草 吉梗 陳皮

温脾湯 金千 治寒積腹痛

人參　附子　乾姜　甘草　當歸　大黄　芒硝

厚朴温中湯　治虛寒腹痛肚滿

厚朴　陳皮　甘草　茯苓　草蔻　乾姜　木香　生姜

調肝散　治鬱怒傷肝腹痛引腰或少腹偏左結痛

半夏　肉桂　木瓜　川芎　當歸　牛膝

細辛　棗仁　甘草　石菖蒲　姜棗

順氣散　治氣鬱腹痛

蒼术　厚朴　陳皮　甘草　木香　檳榔

香附　砂仁　只殼　青皮　生姜

育氣散　治虛寒腹痛飲進食

人參　白术　茯苓　甘草　青皮　陳皮　山药

丁香　木香　檀香　藿香　砂仁　豆蔻　畢澄茄

厚朴湯　治脾胃虛寒作脹腹中時痛時止

厚朴　茯苓　乾姜　陳皮　甘草　潔古加半夏只實姜棗

加味平胃湯　治酒積腹痛以寛氣為主

平胃散　乾葛　香附　木香　枳椇

內補建中湯千金　治血虛腹痛小腹急結或感寒發熱

當歸　肉桂　白芍　甘草　飴糖　生姜　大棗

四烏湯　血中氣滞小腹急痛

熟地　當歸　芍藥　川芎　香附　烏藥　甘草

雪羹湯　治肝經熱厥少腹攻衝作痛諸藥不效者用以泄熱止痛

海蜇　荸薺

白附子香連丸乙錢　治腸胃氣虛冷熱相雜腹痛瀉利

白附子　木香　川連

豆蔻香連丸乙錢　治腹中腸鳴切痛瀉利

肉蔻　木香　川連

小香連丸乙錢　治冷熱腹痛而瀉利

木香　訶子　川連

史君子丸 钱乙　藏府虚滑疳瘦下利腹脇脹痛而满

史君子　厚朴　甘草　诃子　陳皮　青黛

腹滿門

朴姜夏草人參仲景 發汗後腹滿者

厚朴　乾姜　半夏　甘草　人參

厚朴七物湯金匱 病腹滿發熱十日脉浮而數飲食如故

厚朴　只實　大黃　桂枝　甘草　生姜　大枣

治中湯人治 脾胃傷冷胸鬲不快大腹痞滿

人參　白术　乾姜　甘草　青皮　陳皮

連理湯 治中焦湿熱不消大腹痞滿

人參　白木　乾姜　甘草　黃連　茯苓

只寔消痞丸東垣 大腹痞滿或癖塊僭入腹中腹大如鼓

只實　人參　白术　茯苓　甘草

麦芽　半曲　厚朴　乾姜　黃連

雞金散 治飲食傷脾腹中痞滿或癖塊不和

雞内金　香櫞　蘇梗　砂仁　一方加香附沉香

理苓湯

理中湯 合 五苓散

腹脹門

雞矢醴(素問) 心腹滿旦食不能暮食名曰鼓脹

雞矢白 甜酒浸七日濾清取酒用

桂甘薑棗麻辛附子湯(仲景) 心下堅大如盤邊如旋盤

桂枝 甘草 生姜 大棗 麻黃 附子 細辛

只朮湯(仲景) 心下堅大如盤邊如旋盤水飲所作

只實 白朮

塌氣丸(錢乙) 治肝氣乘脾腹脹

胡椒 蝎梢 曲為丸

吳茱萸湯(宣明) 濁氣在上則生瞋脹

吳萸 厚朴 官桂 乾姜 白朮 陳皮 川椒 生姜

妙應丸(宣明) 胃中寒腸中熱則脹而且瀉

川烏 梔子 乾姜

青橘皮丸(宣明) 胃中熱腸中寒則疾飢小腹痛脹

青皮 黃連 三稜 蓬朮 巴霜

楮寔子丸 治水氣鼓脹

白丁香 茯苓 楮寔子 並膏為丸食後服治中満

和中丸 治寒腹脹

吳茰 肉桂 炮姜

中満分消湯東垣 治中満寒脹

半夏 厚朴 黃連 黃柏 人參 茯苓 澤瀉

川烏 草蔻 生姜 乾姜 吳茰 木香

中満分消丸東垣 治中満熱脹

澤瀉 茯苓 人參 厚朴 半夏 白朮

黃芩 黃連 只實 乾姜 猪苓 甘草

啟峻湯盛啟東 治脾胃俱虛腹脹少食

人參 白朮 黃耆 當歸 陳皮 茯苓

甘草 肉桂 沉香 附子 乾姜 肉果

温胃湯千金 治胃氣不平時脹欬不能食

四逆湯 人參 當歸 芍藥 厚朴 橘紅 川椒

化滯調中湯 喻氏云乃助脾之健運以消氣分之脹

六君子湯去甘草 厚朴 砂仁 山查 麦芽 神曲

導氣丸 治諸痞腹脹如鼓喻氏云病久憊甚用之亦不能勝

青皮（水蛭炒） 胡椒（茴香炒） 呉萸（牵牛炒） 檳榔（斑毛炒） 乾姜（硇砂炒） 附子（青塩炒）

菖蒲（桃仁炒） 山稜（乾漆炒） 蓬朮（虻虫炒） 藥炒熟揀去水蛭等將青皮等十味為丸紫蘇湯下

温中湯 過食生冷有傷脾胃遂成脹滿

治中湯 附子 丁香 草果 厚朴

小温中丸溪丹 脾虚濕熱成脹

陳皮 白朮 苦參 川連 神曲

香附 針砂 茯苓 半夏 甘草

禹餘粮丸三因 治水氣脚腫上氣喘急小便不利 許學士云此方治鼓脹之聖藥

蛇含石 禹餘粮 針砂 羌活 川芎 當歸 茯苓 牛膝 木香

附子 肉桂 白蔻 乾姜 大茴香 山楂 蓬朮 青皮 白蒺藜

廣茂潰堅湯 東垣 治中滿腹脹有積

紅花 厚朴 升麻 吳萸 甘草 當歸 川連 草蔻

益智 黃芩 柴胡 半夏 澤瀉 陳皮 青皮 神曲 葛根

散血消脹湯 治血脹小便多大便溏黑光亮

五靈脂 歸尾 砂仁 木香 桂心 生姜

蓬朮 烏藥 半夏 川芎 紫蘇 甘草

人參芎歸湯 直指 治血癥喻氏曰此方血脹初成者服之必效

散血消脹湯 去紫蘇生姜 入人參

琥珀人參丸 治血癥

琥珀 人參 靈脂 茯苓 川芎 肉桂 山甲 沉香 附子

沉香琥珀丸 治血結小腹青紫筋絆喘急腹脹而痛

沉香 琥珀 杏仁 蘇木 郁李仁 射香

陳皮 防己 葶藶 澤瀉 赤苓

積聚門

奔豚湯（金匱）　腎積曰奔豚奔豚氣上衝胸腹痛往来寒熱

李根皮　川芎　當歸　黄芩　芍藥　半夏　葛根　甘草　生姜

桂枝加桂湯（仲景）　針處被寒核起而赤者必發奔豚氣從少腹上衝心

桂枝　白芍　甘草　生姜　大棗　肉桂

茯苓桂枝甘草大棗湯（仲景）　發汗後臍下悸者欲作奔豚

茯苓　桂枝　甘草　大棗

李根湯（活人）　治奔豚氣上衝正在心端

李根皮　桂枝　當歸　黄芩　白芍　半夏　茯苓　甘草

鼈甲湯（宣明）　治伏梁

鼈甲　柴胡　生地　當歸　白芍　桂心　山稜　生姜　大腹

伏梁丸　治心積

紅豆　菖蒲　茯神　川芎　黄芩　人參

肉桂　炮姜　厚朴　川連　巴豆　丹參

伏梁丸 三因 治心積起於臍上上至心大如臂久不已病心煩
茯苓 厚朴 人参 只殻 白朮 半夏 三稜
肥氣丸 治肝積
人参 乾姜 黄連 厚朴 柴胡 川椒 甘草
廣茂 巴乾 茯苓 皂角 昆布 川烏
肥氣丸 三因 治肝積在左脇下如覆盃有頭足如亀鼈狀久而不已發欬逆
青皮 歸尾 蒼朮 蛇含石 蓬朮 三稜 鐵孚粉
痞氣丸 治脾積
乾姜 人参 巴豆 茵蔯 川連 川烏 白朮 肉桂
呉萸 黄苓 砂仁 川椒 澤瀉 厚朴 茯苓
痞氣丸 三因 治脾積在胃脘覆大如盃久久不愈病四肢不收黄疸
烏頭 附子 桂心 赤石脂 川椒 炮姜
息賁丸 治肺積
厚朴 黄連 生姜 大棗 人参 茯苓 青皮 陳皮

肉桂　紫菀　天冬　吉梗　川烏　巴豆　豆蔻　山棱

息賁湯 因三　治肺積在右脇下大如覆盃久不愈洒々寒熱氣逆喘欬

半夏　吳萸　炙草　桂心　人參　桑皮　葶藶

奔豚丸　治腎積

延胡　厚朴　丁香　全蝎　川楝　茯苓　澤瀉

川連　附子　肉桂　川烏　巴豆　獨活　菖蒲

白朮丸 明宣　病脇下滿氣逆二三歲不已名曰息積

白朮　人參　枳實　官桂　陳皮　吉梗　甘草

化氣丸 因三　治息積在腹脇之下偏脹不妨飲食

肉桂　蓬朮　乾姜　沉香　木香　丁香

茴香　砂仁　甘草　青皮　陳皮　胡椒

磨積丸 因三　治息積因虛氣癖於膜外流於季脇氣逆息難

胡椒　木香　全蝎　粟米飲為丸米湯下十五丸

苦楝丸 海藏　治奔豚氣少腹痛神效

川楝　茴香　附子　延胡　全蝎　丁香　酒丸帰酒下五十丸

小温中丸 丹溪 治積

蒼白朮　青陳皮　川連　半夏　苦参　針砂

木香梹榔丸 子和 治一切実積

木香　梹榔　青皮　陳皮　只殻　黄柏　黄連

山棱　蓬朮　大黄　黒丑　香附　芒硝

只実導滞丸 東垣 治温熱食滞成積

只実　大黄　黄芩　黄連　神曲　白朮　茯苓　沢瀉

木香導滞丸 東垣 治積而兼氣滞者

前方加梹榔

滄陽攻積丸 士材 治癥瘕積聚痃癖　此圖六味乃斎三條刪去

人参　茯苓　半夏　琥珀　延胡　巴霜　菖蒲

枳実　川烏　沉香　吉梗　厚朴　呉萸　乾姜

肉桂　橘紅　黄連　梹榔　皂角汁為丸姜湯下八分漸至一銭五分

濟陰丸　治經候不調症癖積塊作痛

香附　蓬术　當歸　醋為丸醋湯下

保安丸　治癥結內積上搶心痛臍腹痛

大黃　附子　乾姜　鱉甲　莪醋為丸

木香通氣散　治寒氣成積腹痛堅滿不可忍

木香　戎塩　蓬术　三棱　厚朴　乾姜　甘草　只實

四味阿魏丸　治肉積發熱

山查　連翹　黃連　阿魏

和血通經湯　寒氣客於子門月事不來結為石瘕

當歸　熟地　蘇木　山棱　蓬术

肉桂　貫仲　木香　紅花　血竭

見睍丸　寒氣客於下焦血氣閉塞而成石瘕腹中堅大久不消者

附子　肉桂　大黃　延胡　桋柳　木香　水蛭

血竭　山棱　鬼箭羽　津酒　紫石英　桃仁

阿魏麝香散　治腸覃諸積痞塊

阿魏　紅蓼子　雄黃　神曲　肉桂　人參　白术　射香

鷓鴣丸　治食魚鱉成痞此方最捷餘俱不效

鷓鴣　紅蓼子　阿魏　白术　神曲　茯苓　當歸　甘草 橘紅

阿魏化痞散　治瘧痞寒熱及痃癖孕人禁用

川芎　當歸　紅花　阿魏　赤苓　白术　蕎麦麪　大黃 鱉甲

伏梁丸 養生必用方　治環臍腫痛腸胃瘀疽

厚朴　茯苓　只壳　白术　三稜　半夏　人參　蜜丸服卅丸

木香硇砂煎丸　治癥癖痼疾

木香　硇砂　巴豆　大黃　山稜　蓬术

青皮　乾姜　附子　肉桂　乾漆　松墨

痓病門

栝蔞桂枝湯（金匱） 太陽病具証備身躰强几几然脉反沉遲此為痓

栝蔞根 桂枝 白芍 甘草 生姜 大棗

葛根湯（金匱） 太陽病無汗而小便反少氣上衝胸口噤不得語欲作剛痓

葛根 麻黄 桂枝 白芍 甘草 生姜 大棗

大承氣湯（金匱） 痓為病胸滿口噤卧不着席脚攣急必齘齒

方見傷寒門

海藏神术湯 治内傷冷飲外感寒邪而無汗者又治剛痓

蒼术 防風 甘草

海藏白术湯 治内傷冷物外感風寒而有汗者又治柔痓

白术 防風 甘草

麻黄加獨活防風湯 治風濕相搏骨節煩疼無汗而成剛痓者

麻黄 桂枝 芍藥 甘草 獨活 防風

海藏桂枝葛根湯 傷風項背强及有汗不悪風柔痓

葛根湯去麻黄

桂枝加川芎防風湯海蔵　治發熱自汗而不悪寒名曰柔痓

桂枝　白芍　甘草　川芎　防風　姜棗

柴胡加防風湯海蔵　治汗後不解乍静乍躁目直視往来寒熱脉弦此少陽風痓

柴胡　防風　半夏　黄芩　人参　甘草　姜棗

防風當歸湯海蔵　發汗過多發熱頭揺卒口噤背反張者太陽兼陽明也宜去風養血

防風　當歸　川芎　生地

八物白术散海蔵　陰痓手足厥冷筋脉拘急汗不出恐陰氣内傷喻云太陽兼三陰也

五味　白术　茯苓　羌活　附子　良姜　麻黄　桂心

桂枝芍藥防風防己湯海蔵　發熱脉沉而細者附太陰也必腹痛

桂枝　芍藥　防風　防己　生姜　大棗

附子白术散海蔵　治陰痓手足厥冷筋脉拘急汗出不止頭項強直頭揺口噤

附子　川芎　白术　獨活　桂枝

桂心白术湯海蔵　治陰痓手足厥冷筋脉拘急汗出不止

白术　桂心　川芎　防風　附子　甘草

附子防風散 海藏 陰痙閉目合面手足厥逆筋脉拘急汗出不止

附子　防風　桂心　一乾姜　柴胡　五味　白术　甘草 茯苓

羚羊角散 陽痙身熱無汗悪寒頭項強直四肢疼痛煩躁心悸睡臥不得

羚羊角　犀角　防風　茯神　柴胡　只殻

人参　麦冬　葛根　甘草　石羔　龍歯

麦門冬散 陽痙壮熱悪寒項背強直四肢疼痛心胸煩躁頭面赤色

麦冬　骨皮　麻黄　赤苓　犀角　知母

赤芍　白鮮皮　黄芩　甘草　杏仁　喻云羚羊石羔似不可少

石膏散 陽痙通身壮熱目眩頭痛

石羔　龍歯　秦艽　犀角　前胡　葱白　豆豉　牛黄

牛黄散 陽痙発熱悪寒頭項強直四肢拘急心神煩躁

牛黄　硃砂　射香　犀角　人参　茯苓　防風

甘草　桂心　川芎　麦冬　骨皮　天麻　竹瀝

如聖飲　治剛柔二痓

羌活　防風　川芎　白芷　白芍　柴胡　甘草

當歸　半夏　烏藥　竹瀝　黄芩　柔痓有汗加白朮桂枝 剛痓無汗加蒼朮麻黄

倉公當歸湯　治賊風口痓角弓反張戍痓者

麻黄　附子　細辛　當歸　防風　獨活

當歸補血湯　治血去過多筋無血養令人四肢攣急口噤如痓

當歸　黄耆　羌活　防風　甘草

海藏愈風湯 一名舉卿古拜散 治一切失血後筋脉攣急産後與汗後搐搦

荊芥末炒　大豆巻以酒沃之取汁調下三五錢

項背强痛

桂枝加葛根湯仲景 太陽病項背强几几無汗出悪風

桂枝　白芍　甘草　生姜　大棗　葛根

桂枝去芍加苓朮湯仲景 服桂枝湯或下之仍頭項強痛翕翕發熱無汗心下満微痛

桂枝　甘草　大棗　生姜　茯苓　白朮

通氣防風湯東垣 治太陽氣欝項背強痛不可以回顧者

防風　羌活　藁本　黄柏　白蔻　青皮

人參　黄耆　陳皮　升麻　柴胡　甘草

羌活除湿湯東垣 治太陽風湿項背強痛及身痛

羌活　藁本　蒼朮　防風　升麻

木瓜煎本事 治筋急項強不可轉側

木瓜　乳香　没薬

椒附圓本事 治腎氣上攻項背強不能轉移

附子　川椒　生姜　塩

脇痛門

大黄附子湯 金匱 脇下偏痛発热其脉紧弦此寒也以温薬下之

大黄　附子　細辛

旋覆花湯 金匱 肝着其人常欲蹈其胸上先未苦時但欲飲热

旋覆花　青葱　新絳

柴胡疎肝散 統旨 治怒火傷肝脇痛血菀於上

柴胡　陳皮　川芎　白芍　只壳　甘草　香附　山梔 煨姜

加味柴胡湯 良方 治少陽有邪脇痛

柴胡　黄芩　甘草　半夏　只壳　牡蠣

只壳煮散 本事 治肝欝氣至両脇脇痛延及腰背

只壳　甘草　吉梗　生姜　細辛　防風　葛根　川芎

香橘湯 良方 治七情氣滞中脘不快両脇疼痛

香附　橘紅　炙艸　生姜

抑青丸 治肝火脇下急痛

黄連 吳萸製去萸

推氣散 清生 治痰氣交阻右脇疼脹不食

姜黄 肉桂 只壳 甘草

只實散 本事 治男子兩脇疼痛

只寔 白芍 人参 川芎

桂枝散 本事 因驚傷肝脇骨裏疼痛不已

桂枝 只壳 为末姜枣湯调下

脇痛熨法 治因痰阻络而痛

白芥子 炒热絹包乘热熨痛處

醫方集類 下

醫方集類目下

○白濁　十二方
○淋　二十三方
○小便不利　十五方
○小便不禁　十方
○尿血　八方
○藏毒　附脫肛交腸共六方
○秘結　二十三方
癃瘍　七方
外瘍　十八方
金瘡跌撲　八方
○婦人門調經　五十九方
○帶下　三十二方
求子　十四方
○安胎　二十四方

○妊娠傷寒 三十一方
○胎前雜症 三十二方
雜産 十五方
○産後諸症 六十五方
○婦人雜病 十九方
小児 四十二方

已上共八百三十七
總共二千四百七十二方

諸痺門

黄芪桂枝五物湯（金匱）血痺陰陽俱微身軆不仁如風痺狀

黄耆　桂枝　白芍　生姜　大棗

升麻前胡湯（河間）風寒濕三氣雜至合而為痺

升麻　前胡　元參　骨皮　羚羊　葛根　棗仁

防風湯（河間）治風氣勝者為行痺上下行走掣痛

防風　赤苓　當歸　秦艽　杏仁

葛根　黄芩　羌活　桂枝　甘草

茯苓丸（河間）治寒氣勝者為痛痺腫痛拘攣無汗

茯苓　桑皮　防風　官桂　芍藥　川芎　麻黄

茯苓川芎湯（河間）治濕氣勝者為着痺流注於經四肢重着

即前茯苓丸加蒼术　甘草

大豆蘖散（河間）治周痺

大豆蘖炒為末酒調下

三痺湯　治氣血凝滯手足拘攣風寒濕三痺
人參　黃耆　當歸　川芎　白芍　生地　杜仲　川斷
防風　桂心　細辛　茯苓　秦艽　牛膝　獨活　甘草
蠲痺湯　治痺祖方蠲者言去疾之速也
黃芪　防風　當歸　赤芍　羌活　片姜黃　甘草
升麻湯河澗　治熱痺肌肉熱極躰上如鼠走唇口反縮皮毛變紅黑又治諸風熱
升麻　茯神　人參　防風　犀角　羚羊角　羌活　官桂
巴戟天湯　治冷痺脚膝疼痛行步艱難
巴戟　附子　五茄　茯茯　石斛
甘草　牛膝　萆薢　防已　防風　喻云若加當歸肉桂更佳
犀角散　治心痺心神恍忽悶亂不得睡志氣不寧語言錯亂
犀角　羚羊角　人參　沙參　丹參　天竺黃　升麻　防風　龍齒
獨活　天麻　茯神　遠志　麦冬　氷片　射香　甘草　牛黃
人參散　治肝痺氣逆胸脇引痛睡臥多驚筋脉攣急

人参 杜仲 黄耆 枣仁 茯神 細辛 五味

熟地 川芎 秦艽 羌活 丹砂

温中法曲丸 治脾痺発欬嘔涎

人参 附子 陳皮 茯苓 厚朴 只实 當歸

甘草 吉梗 細辛 乾姜 麦芽 神曲 吴萸 喻云可加半夏

紫蘇湯 治肺痺心膈窒塞上氣不下

紫蘇子 半夏 陳皮 桂心 甘草 人参 白术

牛膝酒 治腎痺因冷寒湿為痺

牛膝 秦艽 川芎 茯苓 桂心 防己 乾姜 獨活

五茄皮 丹参 麻仁 苡仁 石斛 麦冬 骨皮杜仲 附子

羌活湯 治皮痺皮中如虫行状腹脇脹満大腸不利語不出聲

羌活 細辛 附子 肉桂 沙参 槟榔 茯苓 只壳

生地 羚羊角 白蒺藜 麻黄 杏仁 丹参 萆薢 五味

菖蒲 白术 五茄皮 李仁 本通

人參丸　治脉痺安心神補心血

人參　茯苓　龍歯　菖蒲　遠志　熟地　黄耆　麦冬　羔脂

羚羊角散　治筋痺肢節束痛

羚羊　附子　肉桂　當歸　防風　白芍　獨活　川芎

十味剉散　治痺在臂並臂痛連及筋骨擧動難支

四物湯　黄芪　防風　白朮　茯苓　附子　肉桂

川烏粥　治痺在手足風濕末疾或麻痺不仁

川烏十枚用火酒浸片時取濕麵包裹置炭火中煨透存性取出去麵并皮

磨為細末每服一分清晨和在白米粥上啜之百日為度

薏苡仁湯　治痺在手足濕流関節流注疼痛麻木不仁難以屈伸

苡仁　當歸　芍药　桂心　甘草　蒼朮　麻黄

呉茱萸散　治腸痺寒濕内搏腹痛滿氣急大便飧泄

呉萸　肉蔻　乾姜　砂仁　神曲

白朮　厚朴　良姜　陳皮　甘草

腎瀝湯　治胞痺小腹急痛小便赤澁

吉梗　麦冬　五茄　犀角　杜仲　桑螵　赤芍　木通

木香丸河間　治腸痺數飲而出不得中氣喘爭時發飱泄

木香　白术　蕪荑　良姜　附子　肉桂

訶子　厚朴　肉蔻　乾姜　甘草

茯苓丸　治胞痺少腹膀胱按之內痛若沃以湯濇於小便上為清涕

紫菀茸　細辛　澤瀉　茯苓　附子

肉桂　牛膝　生地　山萸　山藥

巴戟丸　治胞痺虛寒臍腹溲數不利睡則遺

巴戟　生地　桑螵　菟絲　山藥　山萸

從蓉　鹿茸　附子　肉桂　遠志　石斛

附子丸宣明　治湿痺一身如從水中出

附子　白术　川烏　川椒　肉桂　菖蒲　骨碎補　天麻　甘草

附子湯宣明　身寒湯火不能熱厚衣不能温而不凍慄名曰骨痺是人當攣節也

附子　防風　丹參　菖蒲　官桂　黄耆　山萸　甘菊　牛膝
獨活　川芎　萆薢　天麻　當歸　細辛　白术　甘草　只壳

通痺散　治痺在身半以下下肢冷不能囬擧
天麻　藁本　獨活　白术　當歸　川芎

活絡丹 局方　治風寒濕疾血痺於經絡而痛手足不仁
川烏　草烏　南星　地龍　没藥

除濕蠲痛湯　治身肢沉重痠痛天陰即發
蒼术　白术　羌活　茯苓　甘草　澤瀉　陳皮

活絡飲　治風濕痺痛諸藥不效者
羌活　獨活　川芎　當歸　白术　甘草

白蒺藜丸
白蒺藜　黑山梔　大豆卷

身痛門

新加湯仲景　發汗後身疼痛脈沉遲者乃陽氣暴虛寒邪不能盡出

桂枝　甘草　大棗　生姜　白芍　人參

麻黄復煎湯　治風湿躰痛倦怠常微汗出者

麻黄先煎　黄芪　人參　白术　柴胡　防風

羌活　黄柏　生地　杏仁　甘草

附子湯金匱　治湿痺緩風身躰疼痛如欲折肉如錐刺刀割

附子　人參　白术　茯苓　甘草　桂心　白芍

羌活湯　治白虎歷節風攻注骨節疼痛發作不定

羌活　附子　秦艽　桂心　川芎　當歸

木香　生姜　桃仁　骨碎補　牛膝

防已湯金匱　治歷節四肢痛如錐刺

防已　桂心　茯苓　人參　甘草　川烏　生姜　白术

摩風膏　治風毒攻注筋骨疼痛

萆麻子　川烏　乳香　全猪膏研成膏烘热塗患處以手摩之

犀角散千金　治热毒流入四肢歷節腫痛

犀角　山梔　大黄　升麻　射干　豆豉　羚羊角　前胡　黄芩

千金大棗湯　治歷節疼痛

麻黄　附子　黄耆　甘草　姜棗

虎骨散　治白虎肢節痛發則痛不可忍

虎骨　甘草　全蝎　射香　天麻　防風

牛膝　僵蚕　當歸　乳香　桂心　白花蛇　豆淋酒下三钱

痛風方丹溪

黄柏　蒼朮　南星　桂枝　防已　威霊仙

桃仁　紅花　龍胆草　羌活　白芷　川芎　神曲為丸

牛蒡子散本事　風热成歷節攻手指赤腫麻木甚則攻肩背两膝

牛蒡　豆豉　羌活　生地　黄芪

犀角湯宣明　结湯者腫四肢热勝則腫或毒攻注

犀角　升麻　射干　沉香　甘草　芒硝

元参　柴胡　連翹　木通　麦冬

麻木門

前胡散 宣明 人之肉苛雖近衣絮猶自苛也營氣虛衛氣寔也營氣虛則不仁

前胡 白芷 細辛 官桂 白朮

川芎 川椒 吳茰 附子 當歸

補氣湯 東垣 皮膚間有麻木乃肝氣不行故也

白芍 炙草 澤瀉 黃耆 陳皮

茯苓湯 治痰飲停蓄手足麻痺多睡眩冒

半夏 陳皮 茯苓 甘草 只實 吉梗

續斷丸 治風濕流注四肢浮腫肌肉麻痺

川芎 當歸 續斷 萆薢 附子 肉桂 天麻 乳香 沒藥

鐵彈丸 治筋攣骨痛麻痺不仁由於風毒入傷血脉也

五靈脂 乳香 沒藥 射香 川烏

五痺湯 治三氣客於肌膚手足緩弱麻痺不仁

姜黃 防巳 甘草 羌活 生姜 白朮

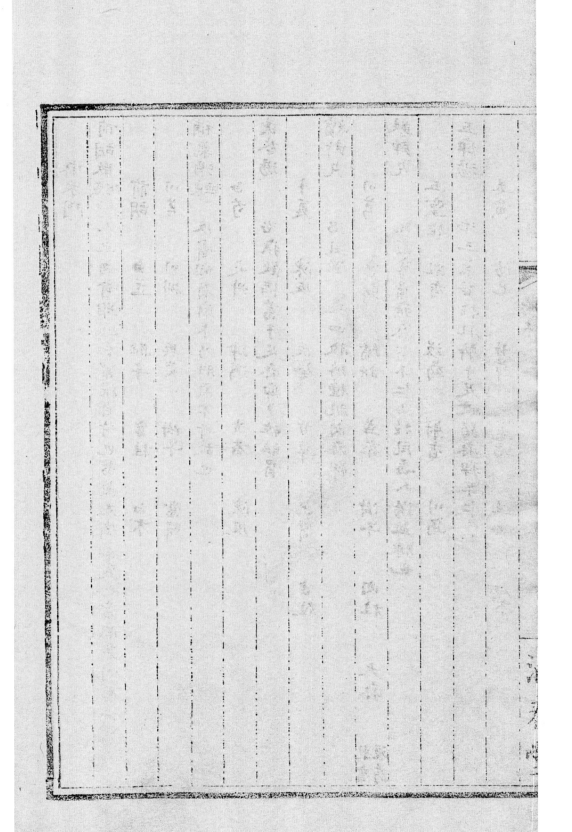

腰痛門

腎着湯 金匱 腰以下冷痛腹重如帶五千錢 又名甘乾苓朮湯

甘草　乾姜　茯苓　白朮

獨活寄生湯 宝鑑 治腰痛養営血祛風邪湿氣

獨活　桑寄生　秦艽　防風　細辛　川芎　當歸　熟地

赤芍　桂心　茯苓　杜仲　牛膝　人參　甘草

通腎湯 病有脊脈痛少氣不欲言

菖蒲　五茄皮　生地　澤瀉　猪苓　甘草　赤芍　羚羊角

利腎湯 明宜 冬脈太過則令人解㑊脊脈痛少氣不欲言

生地　澤瀉　赤苓　梹榔　麦冬　柴胡　只殼　牛膝　黄芩

立效散 中蔵 治腰痛

延胡　當歸　官桂

青娥丸 直指 治腎虛腰与季脇痛 彙補云補腎縫腰烏鬚壯脚

杜仲　補骨脂　胡桃肉　青塩 同搗爲丸

滲濕湯方 局 治濕滯經絡腰下重着而痛
甘草　乾姜　茯苓　白朮　蒼朮　丁香　陳皮　姜棗
地龍湯 治瘀積太陽經中腰脊痛不可忍
地龍　肉桂　羌活　獨活　甘草
黄柏　歸尾　桃仁　蘇木　麻黄
思仙散 治腰痛如刺
茴香　杜仲　木香
麋茸丸 本事 治少陰寒濕腰痛
麋茸　菟絲　茴香　羊腎酒煑爛搗丸
補髓丹 百一方 治老人虛弱腎傷腰痛不可屈伸
杜仲　鹿茸　補骨脂 芝麻炒
煨腎散方 局 治腎虛腰痛
杜仲　花椒　食鹽　猪腰子
三仙丹方 局 治腰痛

川烏　茴香　蒼术

烧羊腎千金　治腎虛而受寒濕腰痛不能立

甘遂　肉桂　杜仲　人參　納羊腎中炙熟食之

虎骨散　治腰胯連脚膝曉夜疼痛

虎骨　龜板　歸身　牛膝　萆薢　肉桂　羌活　川芎

二至丸　治老人腎虛腰痛不可屈伸頭旋眼黑下躰痿軟

肉桂　附子　杜仲　破故紙　鹿茸　麋茸

川芎肉桂湯　治宿於寒濕地血凝腰脇痛不能轉側

川芎　肉桂　柴胡　羌活　當歸　蒼术

甘草　防風　防己　獨活　桃仁

調營活絡散　治瘀血腰痛通經絡

當歸　大黃　牛膝　紅花　桃仁　赤芍

杏仁　羌活　桂枝　川芎　香附

無比山藥丸千加　補腎氣虛諸虛治腰痛

六味丸去丹皮　牛膝　萆薢　赤石脂　川斷　木瓜　鹿角
肉桂　蓯蓉　巴戟　菟絲　破故紙　杜仲　骨碎補
補陰丸丹溪　治陰虛腰痛
黄柏　亀板　知母　側柏　杞子　五味
杜仲　砂仁　甘草　脊筋　生地
立安丸奇效　煖腎添精治五積腰痛健脚膝
牛膝　萆薢　杜仲　川斷　故紙　木瓜
牛膝酒因三　治濕熱腰痛
牛膝　五加　苡仁　海桐　川芎　生地　骨皮　羌活　甘草
芎歸湯　統治腰痛
川芎　當歸

痿躄門

清燥湯 東垣 濕熱不攘小筋弛長弛長為痿

蒼朮 白朮 綿耆 人參 茯苓 川連 黃柏 甘草

陳皮 猪苓 澤瀉 升麻 柴胡 五味 神曲 麦冬

當歸 生地 生姜 大棗

虎潛丸 丹溪 治陰虛濕熱筋骨痿弱足不任身 又名補陰丸

虎脛骨 歸身 白芍 熟地 龜板

牛膝 知母 黃柏 陳皮 瑣陽 加附子治痿如神

四斤丸 肝腎不足風濕足膝疼痛

木瓜 附子 虎骨 牛膝

虎骨四斤丸 治肝腎虛寒又夾風濕足膝疼痛

木瓜 附子 虎骨 牛膝 天麻 從蓉 再加乳香没药名加味四斤丸

鹿茸四斤丸 治肝腎虛筋骨痿顫掉

牛膝 木瓜 天麻 從蓉 鹿茸 熟地 菟絲 杜仲

東垣健步丸　治濕熱痿症

羌活　防風　川烏　柴胡　肉桂　甘草

防己　澤瀉　滑石　苦參　萎貫

神龜滋陰丸丹溪　治足痿

知母　黃柏　瑣陽　乾姜　杞子　五味　龜板　脊筋

鹿茸丸濟生　治腎藏真陽久虛下體痿弱疼痛

沉香　肉桂　附子　澤瀉　杜仲　牛膝

五味　山藥　川楝子　石斛　巴戟　鹿茸

安腎丸　治腎虛風襲下體痿弱疼痛不能立起

肉桂　川烏　白蒺　巴戟　山藥　茯苓

石斛　萆薢　白朮　蓯蓉　故紙

大造丸吳球　治虛痿

河車　生地　人參　天冬　麥冬

龜板　牛膝　黃柏　杜仲　夏加五味　遺精加牡蠣

大造丸 王晉三改定 補益治痿上能金水相生下則肝腎合治滋陰固陽功倍原方

河車 熟地 生地 天冬 當歸 杞子

牛膝 五味 蓯蓉 黄柏 瑣陽 杜仲

煨腎散 治肝腎虧筋骨痿弱飲食不化

白蒺 萆薢 故紙 蓯蓉 防已 羌活 肉桂

牛膝 杜仲 盧巴 猪腰子

羚羊角丸 錢乙 治病後筋骨痿弱又治小兒五六歲不能行

羚羊角 生地 虎脛骨 棗仁 茯苓 黄耆 肉桂 當歸 防風

補肝益腎丸 谷明 治目花耳鳴困倦乏力行步不正脚膝無力腰以下消瘦

柴胡 羌活 生地 苦參 附子 肉桂 歸身 防已

離珠丹 谷明 一名神珠丹 治下焦陽虛臍腹冷痛足胻寒而逆

杜仲 萆薢 訶子 龍骨 朱砂 胡桃 巴戟 故紙 砂仁

換骨丹 治風痿癱弱寒濕風氣鶴膝風等証

當歸 虎骨 獨活 羌活 枸杞 萆薢 牛膝

秦艽　防風　蒼朮　亀板　白茄根　蚕沙　松節

史國公薬酒　治風湿疼痛

換骨丹　去亀板蒼朮　鼈甲　蒼耳子

大防風湯局方治邪入足三陰経足膝痛鶴膝風

十全大補湯去當歸茯苓　防風　羌活　牛膝　杜仲

加味金剛丸　治骨痿不能起於床

萆薢　杜仲　従蓉　菟絲　巴戟　鹿胎

補血栄筋丸　治肝衰筋緩不能自収持

牛膝　鹿茸　熟地　木瓜　五味　従蓉　天麻　菟絲

拘攣門

黃耆丸　治大筋軟短經脉拘攣

黃耆　熟地　人參　棗仁　茯神　羌活　歸身

山萸　苡仁　杞子　羚羊角　遠志　防風　肉桂

木瓜散　治筋脉拘攣縮急唇青面白爪疼痛

鹿茸　木瓜　桑寄生　人參　棗仁

柏仁　五茄皮　當歸　黃耆　甘草

續斷丸　治風寒濕痺筋攣骨疼

續斷　川烏　防風　萆薢　牛膝

舒筋散 河間　婦人血氣或產後風熱搐搦俗曰雞爪風

人參　川芎　官桂　丁香　木香　天麻　井泉石 酒煮豆汁

舒筋湯

歸身　白朮　姜黃　甘草　沉香

白芍　海桐皮　羌活　生姜

建中加減湯 宣明 脾風傳心病筋脉相引而急病名曰瘛

人參 甘草 當歸 厚朴 黃耆 白芍

官桂 茯苓 附子 龍骨 麦冬 生地

疝氣門

大烏頭煎 金匱 寒疝繞臍痛自汗出手足逆冷脈沉緊者

川烏

當歸生姜羊肉湯 金匱 寒疝腹中痛及脇痛裡急者又治産後腹中疞痛

當歸　生姜　羊肉

烏頭桂枝湯 金匱 寒疝腹中痛逆冷手足不仁身疼痛

烏頭　桂枝湯

烏頭梔子湯 金匱 治疝瘕少腹縱急痛處按之即減

川烏 童便製　山梔 姜汁炒

蜘蛛散 金匱 治狐疝氣偏有大小時時上下

蜘蛛　肉桂

寶鑑當歸四逆湯 治厥疝脇下久寒結痛

當歸　延胡　附子　肉桂　白芍

茯苓　金鈴子　澤瀉　茴香　柴胡

酒煮當歸丸 一名丁香楝寔丸 治寒氣熱邪疝瘕諸痛

當歸 茴香 附子 川楝 木香 丁香 延胡 全蝎

天台烏葯散 治疝瘕小腹引控睾而痛

烏葯 良姜 青皮 檳榔 茴香 木香 川楝子 巴豆炒

香橘散 治睾丸偏墜

小茴香 大懷香 橘核 山查

木香楝子散 治偏墜久葯不效屬濕熱者

菖蒲 萆薢 茴香 荔枝核 木香 川楝子

唱起丸 治疝腎虚腰痛

杜仲 蘹香 補骨脂 萆薢 盧巴

沉香附桂丸 宝鑑 治中氣虚弱火衰藏冷腹脇痛手足冷

沉香 附子 肉桂 茱萸 茴香 良姜 川烏

蒺藜丸 宝鑑 疝由寒滞濕熱按之痛止者為虚

蒺藜 川烏 山梔 肉桂

吳茱萸附子湯　治寒疝寒客下焦自外入内髀其肝氣腰痛引睾或壓而不伸

吳萸　附子　生姜　大棗　人參

加減吳茱萸湯宣明　色黃脉大而急有積氣在腹中有厥氣名曰厥疝

吳萸　川烏　細辛　良姜　當歸　乾姜　官桂

大建中湯宣明　脾風傳腎名曰疝瘕少腹寃熱痛出白一名曰蠱

黃耆　遠志　當歸　澤瀉　芍藥　人參　龍骨　甘草

茴香楝實丸宣明　小腸病者小腹痛腰脊控睾而痛

茴香　川楝　石茱萸　馬練花　陳皮　芫花

蒺藜湯宣明　厥陰所謂㿗疝婦人少腹腫者

蒺藜　附子　梔子

煨腎丸河間　男子腰膝疼疮多小便者

川楝　馬練花　故紙　靈巴　茴香

香殼散河間　小腸氣臍腹攪痛急陰股中疼悶不省人事

茴香　只殼　没藥　為末酒下一錢

木香散宣明 心脉急少腹有形名曰心疝

木香　良姜　诃子　只實　黑丑

陳皮　乾姜　赤芍　艸蔻　川芎

全蝎散河間 治小腸氣膀胱痛不可忍

滑石　硃砂　地胆去足翅炒　为末苦杖酒下

三茱萸圓中藏 治小腸氣痛

山萸　吳萸　石茱萸　川楝　青皮　茴香　馬藺　酒糊丸

金鈴丸中藏 治小腸氣服立效

川楝　延胡　茴香　青皮　良姜　牽牛　姜汁麪糊丸硃砂为衣燒綿灰浸酒下三十丸

偏墜方中藏 治大人小兒偏墜

防風　官桂　为末酒下二錢以食壓之

橘核丸濟生 治癩疝

橘核　川楝　肉桂　厚朴　只實　延胡

海藻　海帶　昆布　桃仁　木通　木香

導氣湯　治寒疝痛

川楝　茴香　木香　吳萸

疝氣方　治寒溼疝氣

荔枝核　黑梔　山查　只殼　吳萸

加味通心散　治小腸疝痛水道不通

瞿麦　山梔　木通　川楝　甘草　黄芩

車前　連翹　肉桂　燈心　竹葉

立效散　治疝因食積作痛

川楝　茴香　山查　香附　只殼　蒼朮　青陳皮　吳萸

九味擂葱散　治疝因風寒溼氣睾丸腫痛

葱白　延胡　蒼朮　檳榔　羌活

乹姜　丁香　茯苓　甘草　肉桂

五葉湯　熏洗疝痛

枇杷葉　紫蘇葉　花椒葉　蒼耳葉　水晶葡萄葉

小安腎丸　治寒疝作痛

川烏　香附　川楝　茴香　熟地　楝實

馬蘭花丸　治七疝及婦人陰癩小兒偏墜

馬蘭花　海藻　海帶　昆布　厚朴　只實

延胡　川楝　桃仁　橘核　肉桂

補腎湯　治疝氣屬虛過勞即發者

四君子　羌附湯　沉香　川芎　羌活　木瓜　蘇葉　姜棗

柴胡勝濕湯　治陰囊濕痒或陽痿皆冷

柴胡　麻黄根　防己　五味　羌活　澤瀉

茯苓　升麻　甘草　黄柏　歸梢　龍胆草

荔核散　治疝氣陰核腫大痛不可忍

大茴香　小茴香　沉香　木香　荔枝核　川楝子　青塩　食塩

脚氣門

防已飲 治脚氣

防已 甘草梢 生地 木通 犀角

蒼朮 黄柏 梹榔 川芎 白朮

四妙丸 治脚腫疼痛

蒼朮 黄柏 木瓜 牛膝

雞鳴散 逕要 風寒暑湿襲入三陰名曰脚氣 五更服之

紫蘇 木瓜 生姜 吉梗 橘皮 梹榔 吴萸

立效散 治脚氣腫痛

紫蘇 木瓜 生姜 橘皮 梹榔 吴萸

木瓜散 治人 治脚氣

木瓜 紫蘇 大腹皮 木香 羌活 甘草

梹榔散 治人 治脚腫

橘葉 沙木 童便 酒煎 調入梹榔末

大三脘散 活人 三焦氣逆胸鬲虛痞兩脇氣痛手面浮腫脚氣大便秘

獨活 白朮 甘草 木瓜 紫蘇 大腹皮

橘皮 沉香 木香 川芎 檳榔

五柔丸 活人 老人虛人脚氣亡津液虛秘大便結調補三焦

大黃 歸身 白芍 從蓉 細辛 前胡 半夏 茯苓 葶藶

桂枝芍藥知母湯 仲景 諸肢節疼痛身躰尫羸脚腫如脫頭眩短氣溫溫欲吐

桂枝 芍藥 知母 附子 麻黃 白朮 防風 甘草 生姜

烏頭湯 仲景 病歷節不可屈伸疼痛又治脚氣疼痛不可屈伸

烏頭 麻黃 芍藥 黃芪 甘草

礬石湯 金匱 治脚氣衝心

礬石 漿水煎浸脚

薏苡仁酒 活人 治脚痺

苡仁 牛膝 海桐皮 五茄皮 獨活 防風

杜仲 白朮 枳殼 生地 浸酒服之

薏苡仁酒　脚氣痿軟無力時常頑木作痛

苡仁　牛膝　海桐皮　五加皮　防風　草薢

當歸　杜仲　白芍　地骨皮　威靈仙　酒

大腥散　脚心痛多屬虛勞不可用尅藥須補養血氣

川芎　當歸　人參　黄耆　麦冬　茯苓

甘草　木香　木瓜　外用草烏　川椒　白芷　煎湯洗

大腹皮散　治脚氣上衝胸腹滿悶肢節心煩

腹皮　紫蘇　木通　桑皮　烏藥　木瓜　半夏

赤芍　青皮　獨活　只殼　葱白　生姜

牛膝散　治脚氣入腎小便閉痛氣喘面黑欲絶者

牛膝　當歸　肉桂　朴硝　木瓜　小茴香

杉木湯　治脚氣入肝左脇有塊痞塞欲絶者

杉木節　橘葉　梹柳　童便

梹柳湯　治脚氣衝心煩悶不識人

檳榔　茴香　木香　童便　姜汁
半夏湯千金　治脚氣入腹衝胸氣欲絶者
半夏　細辛　肉桂　川椒　乾姜　人参　甘草　附子
木通散　治脚氣遍身腫滿喘逆煩悶小便不利
木通　紫蘇　檳榔　桑皮　猪苓　茯苓
酒浸牛膝丸　治脚氣枯瘦冷痰筋骨無力
牛膝　川楝　附子　虎脛骨
犀角旋覆花湯千金　治脚氣初起兩脛腫滿或入腹不仁喘息上氣
犀角　旋覆　蘇葉　豆豉　生姜　大棗　陳皮　茯苓
越婢加朮附湯金匱　治脚痺悪風
麻黄　石羔　生姜　甘草　白朮　附子
麻黄左經湯　治脚氣初起有表症可発散者
麻黄　乾葛　細辛　蒼朮　桂枝
防已　茯苓　羌活　防風　甘草

澤瀉湯　脚氣傳裡有寔证可攻者
澤瀉　木通　猪苓　茯苓　梹榔　只壳　牽牛　陳皮　赤芍

大黄左經湯　治脚氣兼表裡者
大黄　防已　細辛　茯苓　羌活　黄芩
只壳　厚朴　前胡　杏仁　甘草　棗姜

潜行散　湿熱脚氣步履不便者
蒼朮　黄柏　牛膝

紫蘇湯　治湿熱脚氣
紫蘇　黄柏　赤芍　木瓜　澤瀉　木通　只壳　梹榔
蒼朮　甘草　香附　羌活　防已　木香　腹皮

威靈散　治脚氣上衝腹脹滿悶。
威靈仙末酒调下二钱痛减一分則葯亦减一分

竹瀝湯千金　治两脚痺弱或攣筋皮肉不仁腹脹如腫不欲食
竹瀝　葛根　黄芩　秦艽　麻黄　杏仁　防已　細辛

乾姜　肉桂　茯苓　甘草　防風　升麻　附子

風引湯千金　治兩脚痺腫或不仁拘急不得行

肉桂　川芎　附子　茯苓　秦艽　細辛　獨活　白朮

乾姜　吳茰　麻黃　杏仁　石羔　防已　防風　人參甘草

八風散千金　治風氣面青黑土色不見日月光脚氣痺弱

萆薢　川烏　人參　白朮　茯苓　甘草　天雄　黃芪

菊花　附子　牛膝　杜仲　生地　防風　乾姜　遠志

川斛　秦艽　川斷　澤瀉　山葯　細辛　菖蒲　石韋

麻黃湯千金　治惡風毒氣脚弱無力頑痺四肢不仁失音不能言毒氣衝心

麻黃　防風　白朮　茯苓　川芎　歸身　芍葯

肉桂　黃芩　麦冬　杏仁　大棗　升麻　甘草

獨活湯千金　治脚痺冷痛不可屈伸

當歸　芍葯　人參　黃芪　甘草　獨活

防風　乾姜　附子　黑豆　茯苓　乾葛

烏頭湯錄千 治風冷脚痺疼痛攣弱不可屈伸

川椒 細辛 甘草 芍药 當歸 防風 獨活

大棗 乾姜 秦艽 附子 茯苓 川烏 肉桂

沉香導氣湯 治脚氣入腹衝心疼痛腫滿大小便秘

沉香汁 白芍 檳榔 羌活 川芎 甘草 香附

只殼 生姜 紫蘇 蘇子 木瓜 木香汁

犀角散 治脚氣風毒生瘡

犀角 天麻 羌活 只殼 防風 黃芪 黃芩

白蒺藜 烏蛇 白鮮 檳榔 甘草 生姜

大補丸 治足膝腫疼不能久立 又名潛行散

黃柏

二妙散 治身半以下濕熱腫重而痛

蒼术 黃柏 加肉桂名三妙散

奉議八味丸 治脚氣

四君子 肉桂 白芍 附子 乾姜

地黄湯 治腎心脚氣

四物湯 牛膝 山茶 杜仲

泄利門

黄芩湯仲景 太陽与少陽合病自下利者

黄芩　芍薬　甘草　大棗

葛根芩連湯仲景 桂枝症反下之利遂不止脉促者表未解也喘而汗出

葛根　黄芩　黄連　甘草

桂枝人参湯仲景 外証未除協熱利下不止心下痞鞕表裡不解

桂枝　人参　白朮　乾姜　甘草

四逆散仲景 少陰病四逆小便不利腹痛下利

柴胡　只寔　芍薬　甘草　加薤白

白朮湯宣明 清氣在下則生飧泄脉沈而細日夜数行口乾腹痛不已

白朮　厚朴　當歸　龍骨　艾葉　生姜

胃風湯局方 治風冷乘虚入客腸胃水穀不化腹痛便泄又治下血

人参　白朮　茯苓　白芍　帰身　川芎　官桂　粟米

豆蔻散宣明 湿勝則濡瀉

肉蔻　厚朴　甘草

吳茱萸丸 宣明 大腸有寒者多鶩溏

吳萸　乾姜　赤石脂　陳曲　當歸　厚朴

茯苓湯 潔古 治濕瀉

茯苓　白术 食入而瀉宿穀也加 只實 酒入而瀉濕熱也加 黃芩

蒼术麻黃湯 潔古 春傷於風夏必飧泄又云久風為飧泄

蒼术　麻黃　防風

椒术丸 潔古 服前湯泄止者宜此

川椒　蒼术

神术散 局方 散風祛寒除濕止泄瀉

甘草　蒼术　細辛　藁本　川芎　白芷　羌活

升湯除濕湯　治脾胃虛弱不能飲食腹鳴泄瀉

羌活　防風　升麻　柴胡　炙草　蒼术

茯苓　澤瀉　麦芽　神曲　陳皮　生姜

胃苓湯方局 治濕勝則濡瀉小便不利

平胃散 五苓散

節齋泄利方

白术 二陳湯 砂仁 神曲 麦芽

戊巳丸方局 治熱瀉熱利

黃連 白芍 吳茰

甲巳湯 治泄

白芍 甘草

升陽湯東垣 治便溏一日三四次或瀉腹中鳴小便黃

當歸 黃芪 甘草 升麻 柴胡 紅花 益智 陳皮

姜麯丸丹溪 止瀉

神曲 茴香 生姜

痛瀉要方劉草窓 治腹鳴痛瀉能補土瀉木

陳皮 白芍 防風 白术

東垣訶子散　治寒瀉久不愈

炮姜　粟殼　橘紅　訶子

河間訶子散　治瀉痢漸愈瀉下微少宜此止之

訶子　木香　黃連　甘草　白朮　白芍　或加厚朴

五味子散　治五更虛瀉

五味子　吳萸

二神丸　治脾腎虛泄五更腸鳴

故紙　肉菓

四神丸　治命門火衰不能生土五更泄瀉

故紙　吳萸　肉蔻　五味　生姜　大棗

六神湯　治面色青白腹痛泄瀉肢冷

人參　白朮　茯苓　甘草　山葯　扁豆

益黃散　治洞泄不禁脉遲因於腸胃虛寒也又治脾虛食不運化而滯頤

青皮　陳皮　甘草　訶子　丁香

四柱飲局方 治瀉利滑脫不止

木香 人參 附子 茯苓

六柱飲 治滑泄不止瀉利完穀

木香 人參 附子 茯苓 肉菓 訶子

七味肉菓丸 治瀉利滑脫不止者

肉菓 訶子 白礬 砂仁 甘草 赤石脂 木香 一方有龍骨

升陽除濕防風湯東垣 治清氣在下則生飱泄

防風 蒼朮 白朮 茯苓 生姜 白芍

訶黎勒散 治中氣虛寒滑泄不止腹痛

訶子 附子 肉桂 肉荳蔻 青皮

椒附丸 治腎臟虛寒大便滑泄

川椒 附子 山萸 鹿茸 山藥 桑螵 龍骨

椒朴丸魏氏 治脾虛不能制濕大便泄瀉

川椒 厚朴 益智 陳皮 白姜 茴香

三因桂香丸　治藏府虛寒冷滑注下

肉桂　木香　附子　肉果　乾姜　茯苓　丁香

木香荳蔻丸　治脾泄困甚

木香　肉蔻　棗肉

白术散 潔古　治瀉利鶩溏中或有硬物欲起而又下欲了而不了此寒也春夏宜此

白术　芍藥　炮姜　甘草

桂枝湯 潔古　治瀉利鶩溏中或有硬物欲起而又圊欲了而不了宜溫之秋冬宜此

桂枝　白术　白芍　炙艸

木香散　治虛寒滑泄不止

四逆湯　木香　丁香　藿香　訶子　肉果　赤石脂

炙肝散 中藏　逐胃中風邪益脾進食大便頻數泄漏

白芍　白术　白芷　吉梗　為末掺在猪肝上加葱鹽炙喫之

大荳蔻丸 宣明　胃風頭多汗惡風食寒則泄食不下腹滿

肉蔻　羌活　人參　甘草　苡仁　木香

草蔻　獨活　陳皮　吉梗　川芎　防風

草果散方良　治中寒泄泻腹痛無度

草果　肉果　厚朴

五味子丸　治命門火衰関門不閉名曰腎泄

人参　白术　五味　故紙　山葯

茯苓　吴萸　巴戟　肉果　龍骨

厚朴丸方良　治寒中洞泄實滞脹滿

厚朴　乾姜

小已寒丸元戎 一名強中丸　脾胃積冷中寒洞泄少食倦怠

艾葉　蒼术　吴萸　陳皮

泄瀉

痢疾門

白頭翁湯 仲景 厥陰熱利下重

白頭翁 黃柏 黃連 秦皮

桃花湯 仲景 少陰腹痛小便不利下利不止便膿血者

赤石脂 乾姜 粳米

赤石脂禹餘粮湯 仲景 下利不止与理中利益甚此利在下焦也

赤石脂 禹餘粮

紫參湯 金匱 下利肺痛者

紫參 甘草

訶梨勒散 金匱 氣利

訶梨勒

香粟飲子 中藏 治痢疾神效

丁香 粟殼 炙草 薏仁 乳香

黃柏赤芍散 乙錢 治熱痢下血

黄柏　赤芍

三黄熟艾湯 活人 傷寒大下熱利諸藥不效以此方除熱止利

黄連　黄芩　黄柏　熟艾

薤白湯 活人 傷寒下利如爛肉汁腹痛滞下諸熱毒悉主之

薤白　豆豉　梔子

赤石脂丸 活人 治傷寒熱利

赤石脂　黄連　當歸　乾姜

地榆散 活人 傷寒熱毒不觧日晚即壯熱腹痛便痢膿血

地榆　犀角　黄連　茜根　黄芩　山梔　薤白

黄連阿膠湯 活人 傷寒熱毒入胃下利膿血

黄連　阿膠　梔子　黄柏

阿膠梅連丸 河間 下痢赤白青紫疼痛諸痢新久悉治之

阿膠　川連　炮姜　歸身　烏梅　黄柏　赤芍　赤苓

芍藥柏皮丸 河間 一切濕熱悪痢頻并窘痛

赤芍　黄柏　當歸　黄連

芍藥湯 潔古　下血調氣經曰溲而便膿血氣行而血止行血則便自愈調氣則後重除

赤芍　黄芩　黄連　當歸　木香

甘草　檳榔　肉桂　大黄

白朮黄芩湯 潔古　服前方痢疾雖除更宜調和

白朮　黄芩　甘草

防風芍藥湯 潔古　治泄痢飧泄身熱脉弦腹痛而渴及頭痛微汗

防風　赤芍　黄芩

白朮芍藥湯 潔古　脾經受濕水泄注下躰重無力不欲飲食

白朮　赤芍　甘草

蒼朮芍藥湯 潔古　下痢痛甚者

蒼朮　赤芍　黄芩

蒼朮防風湯 潔古　下痢脉弦頭微痛者

蒼朮　防風

蒼朮地榆湯 潔古 治脾經受濕下血痢

蒼朮　地榆

厚朴只殼湯 潔古 痢疾久不愈多傳変太陰傳少陰是為鬼邪先宜此湯

厚朴　只殼　大黄　黄連　木香　訶子　甘草

越桃散 潔古 痢後小便利而腹中疼痛不可忍者此陰陽不和也 肺氣下泄大腸為熱寒熱混淆故痛

梔子　高良姜 為末米飲調下

導氣湯 潔古 下痢膿血裡急後重日夜無度

芍藥　當歸　大黄　黄芩　黄連　木香　檳榔

芍藥地榆湯 保命 泻痢膿血乃至脫肛

地榆　芍藥　蒼朮　卷柏

黄連阿膠丸 和劑 治冷熱不調下痢赤白裡急後重臍腹疼痛口渴小便不利

黄連　阿膠　茯苓

槐花散 潔古

槐花　青皮　荊芥

加減平胃散 潔古 治血痢

平胃散　木香　檳榔　桃仁　人參　黃連　阿膠　茯苓

治熱痢下赤黃膿血心腹困悶

犀角散

犀角　木香　川連　當歸　黃芪　地榆

黃連丸 一名羚羊角丸 治一切熱痢及休息痢日夜頻併兼治下血黑如雞肝色

黃連　羚羊角　赤苓　黃柏

生地黃湯 治熱痢不止

生地　地榆　甘草

欝金散 治一切熱毒痢下血不止

欝金　槐花　甘草 為末 豆豉 湯調下

茜根散 治血痢心神煩熱腹中痛不欲食

茜根　地榆　生地　當歸　犀角

黃芩　山梔　黃連　豆豉　薤白

十寶湯 治冷痢如魚腦者三服見效甚捷

黄耆　熟地　茯苓　五味　當歸　白芍
半夏　人参　白朮　甘草　烏梅　官桂

香連丸 直指　治下痢赤白裡急後重
木香　黄連 呉萸炒去萸

倉廩湯　治噤口痢有熱乃毒氣衝心食即吐
人参敗毒散　陳倉米

蒟連飲
石蓮肉　山药　為末生姜茶並湯調下

犀角丸　但是痢服之無不差者
犀角　黄連　苦参　黄柏　當歸

絳礬丸　治濕熱脇紅脱力労傷黄病腹脹食積痞塊痢疾等症
赤苓　白茯　厚朴　苍朮　陳皮　青礬　甘草　香附

養蔵湯 局方　治泄痢膿血有如魚脳後重脱肛臍腹疠痛
訶子　粟殼　肉果　肉桂　木香　白朮　人参

真人養臟湯 謙甫 虛寒久痢脫肛

養臟湯 歸身 白芍 甘草 寒甚加附子

溫脾湯 千金 治久痢赤白脾胃虛寒

大黃 附子 人參 甘草 炮姜 加當歸芒硝亦名溫脾湯見腹痛門

羊脂煎 千金 治久痢不差

羊脂 亂髮 黃連 酥 白蠟 烏梅 白蜜 共熬爲丸

駐車丸 千金 陰虛下痢發熱膿血稠粘及休息痢

阿膠 當歸 黃連 炮姜

阿膠丸 千金 治冷熱不調傷犯三陰腹痛下膿血

駐車丸 木香 黃芩 赤石脂 龍骨 厚朴

黃連湯 千金 治赤白痢

駐車丸 石榴皮 黃柏 甘草

歸連丸 治陰虛下痢五色及孕婦噤口赤痢

當歸 黃連 黃芩 黃柏 阿膠 艾葉

附子湯千金 治暴下積日久不止
附子 龍骨 榴皮 甘草 烏薬 黄芩 駐車丸去歸身
厚朴湯千金 治二三年熱痢不止
厚朴 乾姜 阿膠 黄連 榴皮 艾葉
椒艾丸千金 治久痢完穀不化肌肉消盡
川椒 艾葉 烏梅 乾姜 赤脂 不差加黄連
茜根丸 治蠱痢下血如雞肝心煩腹痛蠱注下血
茜根 地楡 犀角 升麻 當歸 黄連 白芍 只殻
三奇散 治痢後下重
黄耆 只殻 防風
大桃花湯千金 治下痢久脱虚冷白滞腹痛
赤石脂 當歸 炮姜 龍骨 牡蠣
人參 白芍 附子 白朮 甘草
化滞湯 治下痢因於食積氣滞者

厚朴　青皮　陳皮　只寔　黄芩　黄連
當歸　芍藥　木香　滑石　檳榔　甘草

衛生湯　下痢調養脾胃
異功散　山药　苡仁　澤瀉　黃連

調金湯高古峯　初痢腹痛赤白毒勢凝結卽當解散和血調氣
當歸　黃連　黃芩　丹皮　澤瀉
神曲　生姜　厚朴　芍药　陳皮

大断下丸　治久痢盛寒
肉蔻　附子　乾姜　訶子　牡蠣
龍骨　赤石脂　白礬　榴皮　米湯下

感應丸本事　治冥積瀉痢
炮姜　肉蔻　百草霜　丁香　木香　巴豆　杏仁　酒煑蠟麻油

蒿豉丹聖濟　治赤白痢下
青蒿　淡豉　艾葉

治痢方

平胃散　川断

清六丸 溪丹　血痢者此方主之

滑石　甘草　紅曲

温六丸 溪丹　白痢者此方主之

滑石　甘草　乾姜

凉血地黄湯 東垣　治腸澼

熟地　當歸　知母　黄柏　槐子　青皮

白朮安胃散 東垣　瀉痢膿血相雜裡急窘痛

白朮　茯苓　車前　烏梅　五味　粟殼

訶梨勒丸 東垣　休息痢晝夜無度腥臭臍腹諸藥不效者

訶子　椿皮　母丁香

木香交加散　治痢

木香　六和湯　藿香正氣散

朝湯壁土湯 張三錫 治噤口痢

日照壁土 陳皮 陳倉米 生姜 南棗 水煎調入石蓮肉末

白朮飲 守真 治一切久痢不差及産後痢

白朮 當歸 肉果 訶子 炮姜 粟殼 椿皮 陳皮 白芍

大腥金珍丹 守真 治一切寒熱赤白痢

甘草 粟殼 當歸 茯苓 陳皮 椿皮 乾姜

當歸銀花湯 元珠 治烁火傷血下痢

當歸 銀花 生地 甘草

治血湯 秦景明 治痳血下痢

當歸 紅花 桃仁 甘草 丹皮 炒查 寒加炮姜 熱加山梔

治痢散 心悟

葛根 苦參 陳皮 陳茶 赤芍 麦芽 山查 黄連

開噤散 心悟 治噤口痢嘔逆不食

人參 丹參 黄連 石蓮 菖蒲 茯苓 陳皮 倉米 冬瓜仁 荷蒂

茯苓湯　治痢後遍身浮腫

赤苓　澤瀉　白朮　桑皮　黄芩　射干　防己　澤瀉

澤瀉湯　治痢後腫滿氣急喘嗽小便如血

澤瀉　桑皮　郁李　陳皮　白朮　杏仁　人參

蔞根湯　治下痢耗傷津液口乾咽燥常思飲水

花粉　茯苓　甘草　麦冬

粳米漿　治痢後口渴

粳米　二合清水煮爛絞汁空心頻服

調氣飲全適　治赤白痢少腹痛不可忍或下重手足俱変者

黄蠟三錢　阿膠三錢　同化入黄連末五錢攪勻分三次熱服

六神丸方良　治食積並挾赤白痢疾或腹痛不食或久而不止

神曲　麦芽　茯苓　只壳　木香　黄連

秘傳斗門方　治毒痢臓府撮痛膿血赤白或下血片

乾姜　粟壳　地楡　甘草　白芍　黑豆

便血門

黃土湯（仲景）　下血先便後血此遠血也

伏龍肝　白朮　甘草　熟地　阿膠　附子　黃芩

赤豆當歸散（仲景）　治近血又治狐惑目四皆黑能食者膿已成也

赤小豆　當歸

越桃散（中藏）　治下血及血利

山梔　槐花　乾姜　青州棗　為末米飲調下

地榆湯（宣明）　結陰者便血一升再結二升三結三升

地榆　甘草　砂仁

歸脾湯（濟生）　脾虛不能統血而便血又治怔忡健忘

白朮　人參　黃芪　歸身　炙草

茯神　遠志　棗仁　木香　桂圓

升陽除濕和血湯（東垣）　治腸風下血如濺

生地　熟地　歸身　黃耆　甘草　白芍

便血

蒼术　升麻　秦艽　肉桂　丹皮　陳皮

秘旨有防風無蒼术

升陽防風湯東垣　治腸風滞下便血又治風湿飧泄

防風　蒼术　白术　白芍　茯苓　生姜

断紅丸　治下血久不止虛寒洩晦色者

側柏　川断　鹿茸　醋煎烏梅為丸

槐花散　風熱相搏大便下血

槐花　側柏　荆芥　只殼

平胃地榆湯謙甫　治結陰便血

人参　白术　茯苓　甘草　陳皮　炮姜　附子　蒼术

厚朴　神曲　益智　升麻　乾葛　當歸　白芍　姜棗

槐角丸局方　治腸風及痔血

槐角　地榆　黄芩　當歸　防風　只殼　一方加秦艽升麻

黄連湯潔古　治便後下血腹中不痛謂之湿毒下血

黄連　當歸　甘草

芍藥黃連湯 潔古 便後下血腹中痛者謂之熱毒下血

芍藥　黃連　當歸　大黃　淡桂　甘草

聚金丸 楊氏 治腸胃積熱下血脉弦数

黃芩　黃連　防風

如聖散 治腸風痔血

萆薢　貫仲

地榆丸 治血痢下血極效

地榆　當歸　阿膠　黃連　訶子　木香　烏梅

槐花散 東垣 治腸澼下血濕毒下血

熟地　當歸　川芎　升麻　荊芥　槐花　青皮　白朮

槐角丸 丹溪 治腸風

黃芩　秦艽　槐角　升麻　青黛

當歸散 丹溪 治腸風

當歸　生地　滑石　黃芩　蒼朮　甘草

椿皮湯溪丹　治便血已久風癬見於面者

椿皮　側柏　龜板　升麻　香附

黄芩湯溪丹　治積熱便血

黄芩　黄連　黄柏　蒼术　連翹　陳皮

大腸下血方蔵中

黑豆　用皂角湯浸炒去皮為末猪脂為丸桐子大陳米飲下三十丸